JN156251

医学・薬学分野で役立つ

統計学の基礎

推定を中心にした統計手法の理論と実践

杉本 典夫

Sugimoto Norio

プレアデス出版

はじめに

前著「医学・薬学・生命科学を学ぶ人のため統計学入門」(2008年) を書いた時，医学・薬学分野では検定ばかりがもてはやされ，推定はほとんど無視されていました。そのため前著でも検定を中心にして統計学を解説しました。しかしその後，医学・薬学分野では検定結果と推定結果の両方が論文に記載されるようになり，推定という手法も徐々に知られるようになってきました。

本来，定性試験に相当する検定よりも，定量試験に相当する推定の方が統計学的には重要です。そして統計学も推定を基礎にした方が合理的に解説できますし，結果についても推定を中心にした方が正確かつ詳細に検討することができます。

そこで本書では，推定を中心にして統計学を解説することにしました。推定を中心にした統計学の解説書はあまりお目にかからないので，この点が本書のユニークなところだと自負しています。

第1章は推定を中心にして統計学の基本的な概念を解説した章であり，本書のウリのひとつです。まずはこの章を読んで，統計学の基本的な概念を大雑把につかんでください。

第2章は科学的研究方法の概略と，科学的研究における統計学の役割を解説した章です。医学・薬学分野の研究者を対象にして統計学のセミナーや講演会を行うと，医学・薬学分野では科学的研究方法の基礎——例えば近代科学の基礎になっている仮説演繹法——が意外と知られていないことに驚かされることがあります。科学的研究方法の基礎，特に仮説演繹法を知らない方にはこの章が参考になると思います。

第3章は統計学の落とし穴，つまり研究現場で統計学を利用する時に陥りやすい間違いについて解説した章です。実際の研究現場で筆者が40年間ほど統計解析を行なってきた経験に基づいて，具体的な例を挙げて解説してあります。この章はあくまでも研究者を主体にして解説しているので，普通の統計学解説書に書かれている内容と少し異なるところがあります。そのため，実際の研究現場で統計学を利用する方には大いに参考になると思います。

第 4 章は各種の統計手法を各論的に解説した章です。具体的なサンプルデータについて，それを拙作の統計解析ソフト DANS で解析した結果と，その結果をグラフ化したものを実例として挙げ，統計手法の適用方法と結果の解釈方法について解説してあります。

一応，簡単な手法から複雑な手法の順に解説していますが，順不同で読んでいただいても，とりあえず必要な部分だけ読んでいただいてもかまわないような構成にしてあります。そしてほとんどの手法について検定結果だけでなく推定結果も求め，その解釈方法を解説してあります。これも本書のウリのひとつです。

巻末に参考文献として統計学関係の書籍，数学関係の書籍，一般科学関係の書籍を挙げておきました。統計学や数学や一般科学についてより詳しく知りたい方は，これらの参考文献にも挑戦してみてください。

最後に，本書の題材を提供していただいたデータ解析依頼者および各種統計セミナー受講者の方々と，出版の機会を与えていただいたプレアデス出版代表の麻畑仁氏に感謝の意を表します。

2015 年 10 月

杉　本　典　夫

目　次

第2章 科学的研究と統計学

第3章 統計学の落とし穴

第4章 統計手法の各論

第1章
統計学の基本的な概念

第1章　統計学の基本的な概念

1.1　統計学とは？

統計学の「統」は「統べる（すべる）」という言葉に由来し，この言葉は「ひとつにまとめる」とか「支配する」という意味です。したがって統計学とは「計って統べる（はかってすべる）学問」であり，「測定された沢山のデータを要約し，中に含まれている情報を把握しやすくするための学問」と言えます。

例えば日本人 100 人について体重を測定したデータがあったとします。そうすると，当然，100 個のデータがあります。これら 100 個のデータを眺めて，「ウン，このデータに含まれている情報はこれこれである！」などと言い切れる人はまずいないでしょう。

そこで情報を読み取りやすくするために，例えば「平均値（mean）」という値を求めます。平均値はこれら 100 個のデータのほぼ真ん中を表す値であり，100 個のデータを 1 つに要約した値です。統計学では，このような要約値または代表値のことを「統計量」といいます。

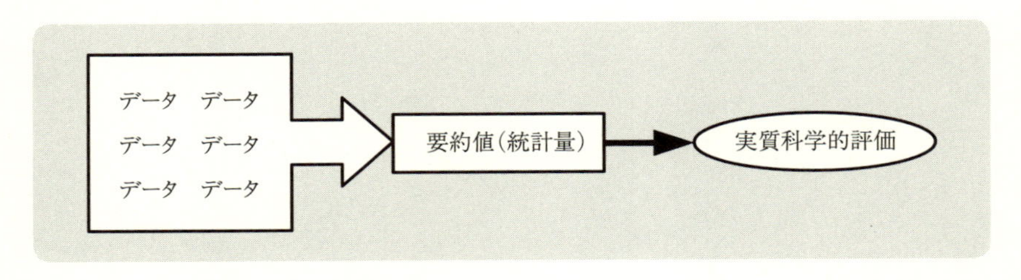

今，その平均値が 60 kg になったとします。そうするとこの値から次のような情報を読み取ることができます。

「100 個のデータは大体 60 kg ぐらいの値である」

そしてこの情報に基づいて，次のようなことを推測することができます。

「日本人の体重はだいたい 60 kg くらいである」

このように 100 個のデータを平均値に要約することによって，データに含まれる情報が把握しやすくなりました。そしてその情報に基づいて，色々なことを推測することができます。つまり統計学は，データを要約して中に含まれている情報を把握しやすくするための数学的な手段なのです。

※統計学では平均値のような要約値または代表値のことを**統計量**と呼びます。厳密に言うと，確率的に変動する個々のデータを**確率変数**と呼び，確率変数 x の関数として定義される値 $z=f(x)$ を**統計量**と呼びます。

※データ，情報，知識，知恵の関係を次のようなピラミッド型の階層構造にまとめたものを「**DIKW モデル**」といい，情報工学などで用いられています。このモデルに従えば，「統計学はデータを情報に変換しやすくするための数学的な手段」ということになります。（Ackoff，1989 年）

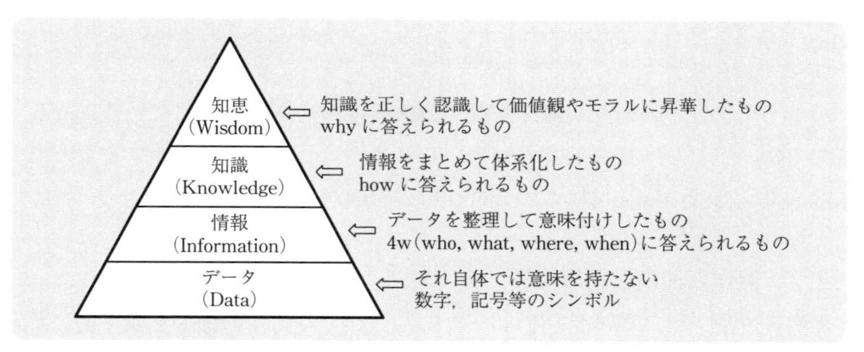

1.2　推測統計学とは？

1.2.1　記述統計学と推測統計学

統計学には大きく分けて記述統計学と推測統計学（推計学）の 2 種類があります。

●記述統計学

調査対象集団＝**母集団**のデータを要約し，母集団の情報を数学的に記述することが中心で，古典統計学とも呼ばれる。国勢調査で用いられる統計手法が代表例。

●推測統計学または**推計学**

母集団から無作為抽出した標本集団の要約値から母集団の要約値を確率的に推測し，それによって母集団の様子を数学的に記述することが中心で，近代統計学とも呼ばれる。科学実験や世論調査で用いられる統計手法が代表例。

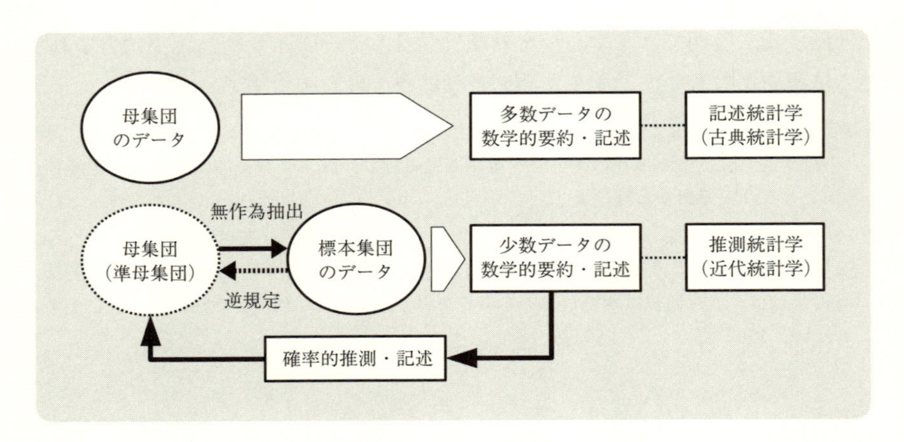

医学・薬学分野の研究（**臨床試験，臨床研究等**）を始めとして一般的な科学研究では，主として推測統計学が用いられます。しかし次に説明するように，医学・薬学分野の研究にはこの分野独特の特徴があります。

1.2.2　無作為抽出と準母集団

推測統計学では，標本集団のデータに基づいて母集団の様子を確率的に推測します。そのため標本集団は，母集団の正しい代表になるように注意深く選ばなければなりません。そこで「**無作為抽出法**（random sampling）」という標本抽出法が考案されています。

「無作為」というと，まるで「デタラメに」とか「いきあたりばったりに」標本を抽出するように思ってしまうかもしれません。しかし標本抽出法における「無作為」とは，「母集団を構成する個々の個体を等しい確率で抽出する」という意味です。そのため無作為抽出は，母集団の中の特定の個体に偏ることがないように，無作為どころか，乱数表などを使って大いに作為的に個体を選び出します。

アンケートを利用した世論調査などでは，対象とする母集団から標本集団を無作為抽出することが原理的には可能です。しかし医学や薬学の研究現場で行う試験では，対象とする母集団から標本集団を無作為抽出することはほとんど不可能です。

例えば糖尿病患者を対象とした試験を行う場合，母集団は日本全体の糖尿病患者になります。その日本全体の糖尿病患者から標本集団を無作為抽出しようとすると，患者全員に番号を付けておき，乱数表などを利用して標本となる患者を抽出することになります。

しかし，日本全体の糖尿病患者を全員特定することは事実上不可能です。また時間の経過とともに患者数は流動的に変化するため，母集団を正確に特定することも原理的に不可能です。

このような場合は，たまたま集められた標本集団の背景因子から母集団を逆に規定します。そのような母集団のことを「**準母集団**（quasi-population）」といいます。背景因子とは集団の特徴を表す項目のことであり，性別，年齢などが代表的です。

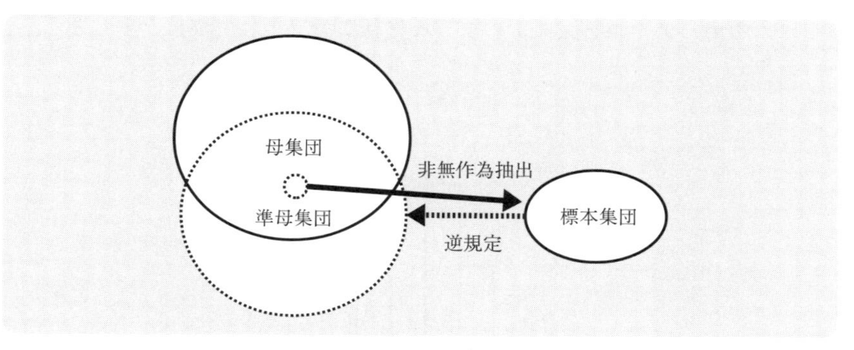

例えば，たまたま集められた糖尿病患者100名は男女比が2対1であり，年齢が40～60歳だったとします。そうすると，この標本集団の準母集団は男女比が2対1で，年齢が40～60歳という制限付きの集団になります。この制限付きの準母集団は，日本全体の糖尿病患者という真の母集団とは少し異なります。

同じような内容の試験を行っても，場合によって全く違った結果になり，その解釈に苦しんだり，議論の的になったりすることがよくあります。それは科学理論の問題ではなく，実は試験の準母集団の違いによることも多いようです。

試験のデータから得られた結論を適用できるのは，その試験の標本集団と同じ背景因子を持つ準母集団だけです。そのため同じような内容の試験でも，たまたま集められた標本集団の背景因子が異なり，その準母集団が異なっていれば，違った結果になっても不思議ではありません。

試験を行う研究者は，このことをよく認識しておく必要があります。

1.3 データの要約方法

1.3.1 度数分布図

データを要約する時は，まず始めにデータを見やすいようにグラフ化します。それには横軸にデータの値を取り，縦軸にそのデータの数をプロットした「**度数分布図**（frequency distribution）」を用います。

一般的な度数分布図では，データの値をいくつかの区間に区切り，その区間の中に入るデータの数を**図 1.1** のような**柱状グラフ**としてプロットします。

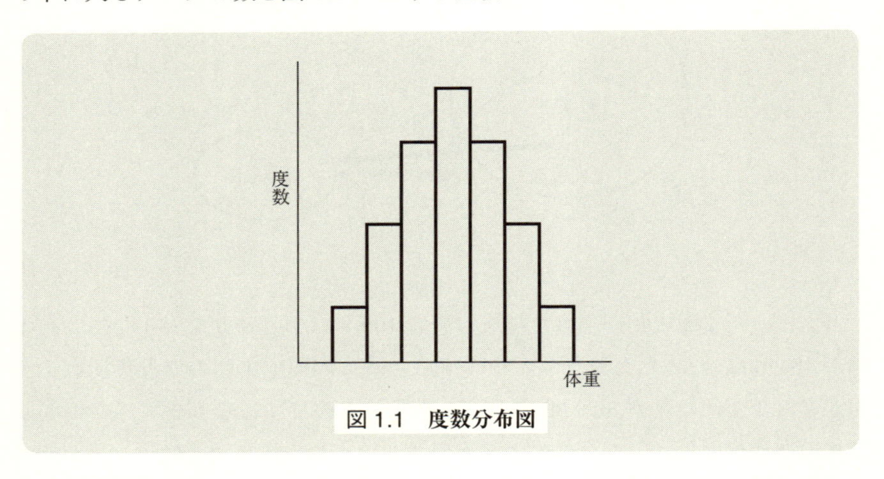

図 1.1　度数分布図

度数分布図を描くことには次のようなメリットがありますから，面倒臭がらずにまずはグラフを描いてみましょう。

- データを感覚的に把握することができる → **百聞は一見にしかず！**
- データの内容についてある程度の情報を得ることができる
- データの解析方法について有益なヒントが得られる

データの数が多いと図 1.1 の度数分布図はもっと滑らかなものになり，例数が無限大になると理想的には**図 1.2** のような「**正規分布**（normal distribution, **ガウス分布**）」になります。正規分布には次のような特徴があります。

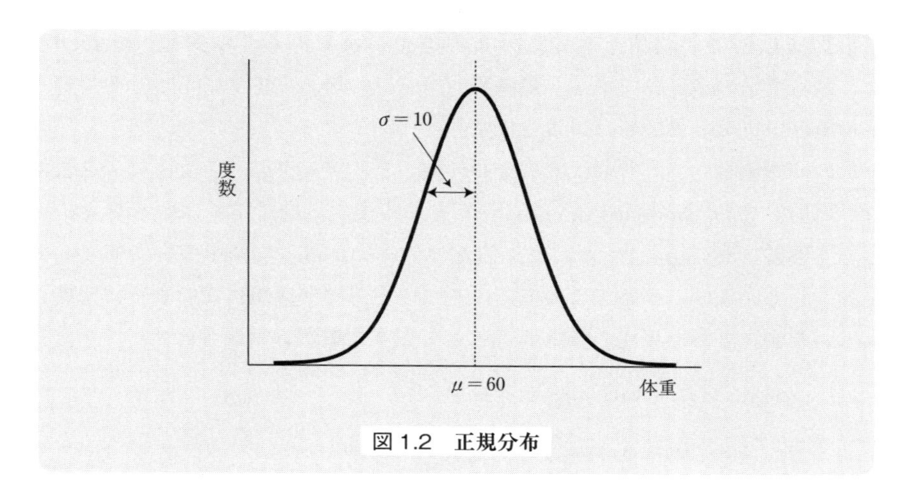

図 1.2　正規分布

- 平均値を中心にして左右対称
- 平均値の度数が最も多く，平均値から離れるほど度数が減るベル型の分布
- 数学的な取り扱いが比較的簡単
- 現実のデータの度数分布を描くと，多くのものが近似的に正規分布になる
- 厳密に言うと，現実には有り得ない理想分布 → 理想気体のようなもの

次に度数分布図を眺めながら，データ内容を把握するのに最も適した要約値を検討します。最初の要約値として，普通は次のような式で定義された「**平均値**（mean）」を求めます。第 1 節の体重測定の例では，この値が 60 kg になりました。

$$平均値：m = \bar{x} = \frac{x_1 + \cdots\cdots + x_i + \cdots\cdots + x_n}{n} = \frac{1}{n}\sum_{i=1}^{n} x_i = \frac{\sum x}{n}$$

x_i：i 番目のデータ

なお標本集団の要約値はアルファベットで表し，母集団の要約値はギリシャ文字で表す習慣があります。そのためここでも標本集団の平均値つまり標本平均は m または $\bar{x}$ で表し，母集団の平均値つまり母平均は μ で表すことにします。

平均値には次のような特徴があります。

- 度数分布の重心を表す → 全てのデータを均等に反映する
- 正規分布では分布の中心を表す

平均値以外の要約値として，分布の中央の値である「**中央値**（median）」と，最も度数の多い値である「**最頻値**（mode）」があります。正規分布では，平均値と中央値と最頻値は一致します。

次の要約値として，普通は度数分布の幅つまりデータのバラツキ具合を表す「**標準偏差**（SD: standard deviation）」を求めます。統計学ではバラツキのことを「**偏差**（deviation）」といい，個々のデータから平均値を引いた値として定義されています。そしてこの偏差に基づいて，標準偏差は次のように定義されています。なお母集団の標準偏差はσで表す習慣があります。

偏差（バラツキの定義）：$d_i = x_i - m$

平方和：$SS = S_{xx} = \sum_{i=1}^{n} d_i^2 = \sum (x_i - m)^2$

分散：$V = \dfrac{SS}{n} = \dfrac{\sum d_i^2}{n} = \dfrac{\sum (x_i - m)^2}{n}$

標準偏差：$s = SD = \sqrt{V} = \sqrt{\dfrac{SS}{n}} = \sqrt{\dfrac{\sum d_i^2}{n}} = \sqrt{\dfrac{\sum (x_i - m)^2}{n}}$

正規分布は例数，平均値，標準偏差によって分布の形が完全に決まります。そして現実のデータの度数分布は近似的に正規分布になります。そのため普通は例数，平均値，標準偏差によってデータを要約し，データに含まれる情報を把握します。

標準偏差には次のような特徴があります。

- データ１個あたりのバラツキ具合を表す
- 正規分布では平均値から分布の変曲点までの距離になる（図 1.2 参照）
- 正規分布では平均値±標準偏差の間に全データの約 68％が含まれる
- 正規分布では平均値±2×標準偏差の間に全データの約 95％が含まれる

1.3.2　標準偏差と不偏標準偏差

推測統計学の目的は標本集団の要約値を求めることではなく，標本集団の要約値から母集団の要約値つまり「**母数**（parameter）」を推測することです。そして常識的には，次のようにして近似的に推測できると考えられます。

母平均（母集団の平均値）：$\mu \fallingdotseq m$：標本平均（標本集団の平均値）
母分散（母集団の分散）：$\sigma^2 \fallingdotseq V$：標本分散（標本集団の分散）
母標準偏差（母集団の標準偏差）：$\sigma \fallingdotseq SD$
：標本標準偏差（標本集団の標準偏差）
※母分散は V に相当するギリシャ文字がないため σ^2 で表します。

ところが実際には，母分散と母標準偏差は次のように平方和 SS を例数 n ではなく $(n-1)$ で割った方が近似が良いのです。

母分散：$\sigma^2 \fallingdotseq \dfrac{SS}{n-1} = V^*$：不偏分散（偏らない分散）
母標準偏差：$\sigma \fallingdotseq \sqrt{V^*} = SD^*$：不偏標準偏差（偏らない標準偏差）

なぜこの方が近似が良いかというと，それは平均値の定義式と関係があります。例えば 100 人の標本集団の平均値が 60 だったとします。この時，一見するとばらついているデータは 100 個あるように思えます。

しかし平均値の定義式からわかるように，平均値を固定すると 99 個は勝手にばらつけますが，最後の 1 個は平均値を 60 にするために勝手にはばらつけず，決まった値になってしまいます。つまりそのデータは自分の意志（？）で動いているのではなく，他のデータの尻拭いのためにイヤイヤ動かされているのです。

このような関係を「**1 次従属**（linear dependent）」関係といい，自由に変動できるデータのことを「**独立変数**（independent variable）」，独立変数によって値が決められるデータのことを「**従属変数**（dependent variable）」，そして独立変数の個数のことを「**自由度**（degree of freedom）」といいます。

バラツキを生み出すのは独立変数ですから，バラツキの合計つまり平方和 SS を自由度 $(n-1)$ で割り，1 自由度あたりのバラツキにした「**不偏分散**（unbiased variance）」と「**不偏標準偏差**（unbiased standard deviation）」の方が近似が良いのです。

不偏標準偏差については，数学的には正確ではないものの，概念的には次のように考えるとわかりやすいかもしれません。

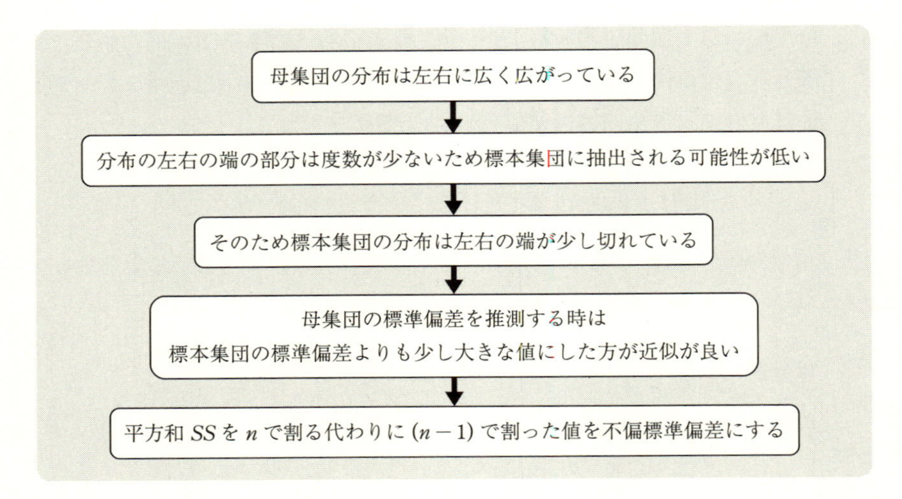

推測統計学では，特に指定しない限り V は不偏分散を表し，SD は不偏標準偏差を表します。そしてこれは標本集団のバラツキ具合の要約値ではなく，**母集団のバラツキ具合の要約値の推測値**を意味します。

※厳密に言うと，不偏分散の平方根は不偏標準偏差になりません。しかし不偏標準偏差を正確に計算するのは非常に面倒なので，普通は不偏分散の平方根で母標準偏差を近似的に推測します。

1.3.3　標準誤差

標準偏差とよく似た値として「**標準誤差**（SE: standard error）」というものがあります。これら2種類の値はしばしば混同され，統計学3大間違いのひとつになっています。そこでこれらの違いを理解するために，標準誤差の求め方を説明することにしましょう。

●標準誤差の求め方

(1)　母集団から n 例の標本集団を無作為抽出する。

(2)　標本平均を求め，それを m_1 として標本平均の度数分布図にプロットする。

(3)　n 例の標本集団を母集団に戻す。

(4)　母集団からまた n 例の標本集団を無作為抽出する。

(5)　標本平均を求め，それを m_2 として標本平均の度数分布図にプロットする。

(6)　(1)から(5)を無限回繰り返す。

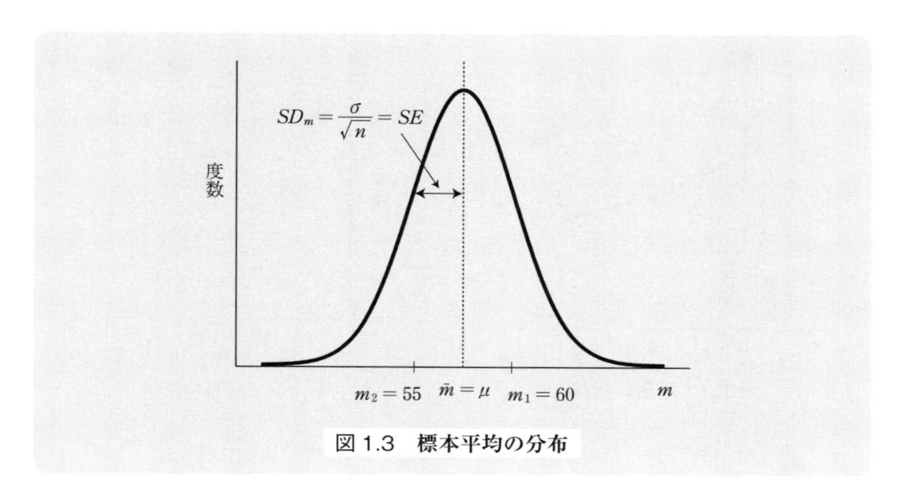

図 1.3　標本平均の分布

(7) すると**図 1.3** のような標本平均の度数分布図ができあがる。

できあがった図 1.3 の標本平均の度数分布について，次のことが成り立ちます。

- 母集団のデータがどんな分布をしていても，この度数分布は漸近的に（n が多いほど）正規分布に近似する。→ **中心極限定理**
- 標本平均の平均値は母平均と一致する。

$$\mu = \bar{m}$$

μ：母平均　$\bar{m}$：標本平均の平均値

- 標本平均の標準偏差は次のような値になる。→ **標準誤差**

$$SD_m = \frac{\sigma}{\sqrt{n}} \fallingdotseq \frac{SD}{\sqrt{n}} = SE$$

SD_m：標本平均の標準偏差　σ：母標準偏差
n：標本集団の例数　SD：不偏標準偏差　SE：標準誤差

このことから，標準偏差がデータのバラツキ具合を表す要約値であるのに対して，標準誤差は標本平均のバラツキ具合を表す要約値であり，**標本平均によって母平均を推測する時の推測誤差の大きさ**を表す値であることがわかると思います。

このような標準誤差の意味を考えると，よく見かける**図 1.4** のようなグラフでは，平均値の上下に標準誤差を描くのが適切だということがわかります。な

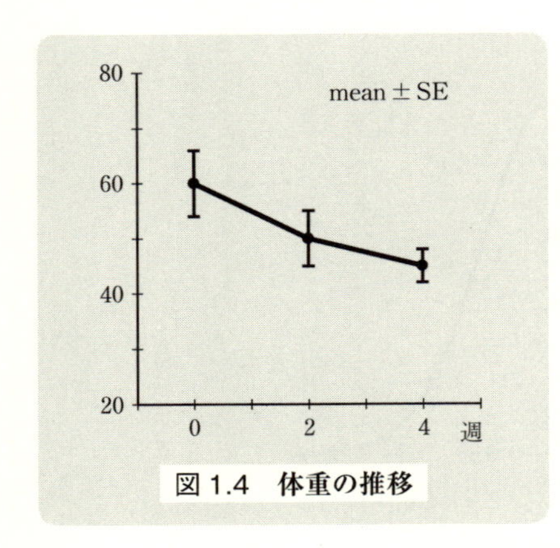

図 1.4　体重の推移

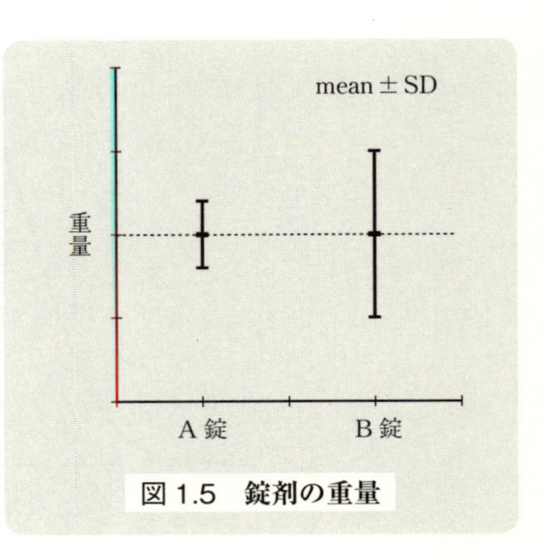

図 1.5　錠剤の重量

ぜなら，このグラフの意味するところは次のようなことだからです。

> 試験結果では，標本平均はグラフの折れ線のように変化した。しかしこの標本平均から母平均を推測すると，標準誤差程度の推測誤差がある。そのため母平均は標本平均の上下に標準誤差をプラス / マイナスした幅の間を変化している可能性が高い。だから，このグラフはそのような帯状のグラフとして見て欲しい。

標準誤差は推測統計学独特の値であり，記述統計学にはありません。このことは標準誤差の求め方から考えて，容易に理解できると思います。したがって標本平均の上下に標準誤差を描くということは，単に標本集団の様子をグラフ化しているのではなく，母集団の様子を推測してグラフ化している，つまり記述統計学ではなく推測統計学を適用しているということを明示することにもなります。

それに対して，例えばＡという錠剤 100 錠と，Ｂという錠剤 100 錠の重さを測定したところ，平均値はどちらも同じだったが，データのバラツキはＡ錠の方が小さかった，つまり錠剤の均一性はＡ錠の方が高かったとします。

このことをグラフ化したい時は，**図 1.5** のように平均値の上下に標準偏差を描くのが適切です。なぜなら，図 1.5 の意味するところは次のようなことだからです。

A 錠もB 錠も平均値は同じだが，個々の錠剤のバラツキはA 錠の方が小さい。したがってA 錠の方が錠剤の均一性が高い，つまり錠剤を製造する技術が優れている。

図1.5で平均値の上下に標準誤差を描くと母平均の推測範囲を表すグラフになり，データのバラツキ具合を表すグラフではなくなってしまいます。それでは錠剤の均一性は比較できません。

このように標準偏差と標準誤差は，その意味するところを十分に考えて適切に使い分ける必要があります。

※一般に，要約値つまり統計量の標準偏差を標準誤差と呼びます。しかし普通は平均値について議論することが多いので，単に「SE」と書けば「平均値の標準誤差」つまり「SEM (Standard Error of Mean)」を指すことになっています。

1.4 推 定

1.4.1 検定と推定

推測統計学では標本集団の要約値から母集団の要約値つまり母数を確率的に推測し，それによって母集団の様子を記述します。この時，母数を推測する手法として「**推定**（estimation）」と「**検定**（test）」の2種類があります。

推定は母数がどれくらいの値なのかを推測する手法であり，検定は母数が実質科学的に有意義な基準値と等しいか等しくないかを○×式で推測する手法です。つまり推定はpH計のような定量試験に相当し，検定はリトマス試験紙のような定性試験に相当します。

推測統計学はこの2本の柱からできていて，当然，定量試験である推定の方

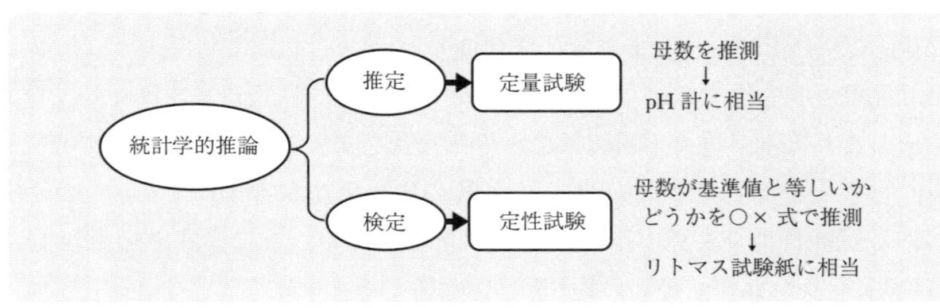

がより重要です。ところが実際の研究現場では推定よりも検定の方が頻繁に利用されていて，検定の方が重要だと誤解している人が多いようです。

これは，推定は記述式の回答が得られるのに対して，検定は○×式の回答が得られることが大きな原因だと思われます。つまり○×式の回答は結果を自分で判断しなくても良いので，採点が楽なのです。

1.4.2　点推定

推定には「**点推定**（point estimation）」と「**区間推定**（interval estimation）」という 2 つの方法があります。

点推定は，「これだ！」とばかりにピンポイントで母数を推定する方法です。例えば母平均を推定する時は標本平均をそのまま母平均と考え，母標準偏差を推定する時は不偏標準偏差をそのまま母標準偏差と考えてしまうのです。第 1 節の体重測定の例では，100 人の標本集団の標本平均である 60 kg で日本人全体の母平均を点推定しました。

母平均：$\mu \fallingdotseq m$：標本平均

母標準偏差：$\sigma \fallingdotseq SD = \sqrt{V} = \sqrt{\dfrac{SS}{n-1}}$：不偏標準偏差

数学的には点推定した値が正解する確率は低いのですが，実用上はこれで十分でしょう。

1.4.3　区間推定

区間推定は，ある程度の幅を持たせて母数を推定する方法です。その幅のことを「**信頼区間**（CI: Confidence Interval）」または「**信頼限界**（CL: Confidence Limits）」といい，その間に母数が入っている確率を「**信頼係数**（confidence coefficient）」または「**信頼度**」といいます。

第 3 節で説明したように，標本平均の分布は漸近的に正規分布になり，その平均値つまり標本平均の平均値は母平均と一致します。そして正規分布の性質から，母平均 ±2 標準誤差の間に約 95% の標本平均が含まれます。したがって，ある試験結果から標本平均と標準誤差を得た時，逆に標本平均 ±2 標準誤差の幅を設ければ，その間に約 95% の確率で母平均が入ることになります。

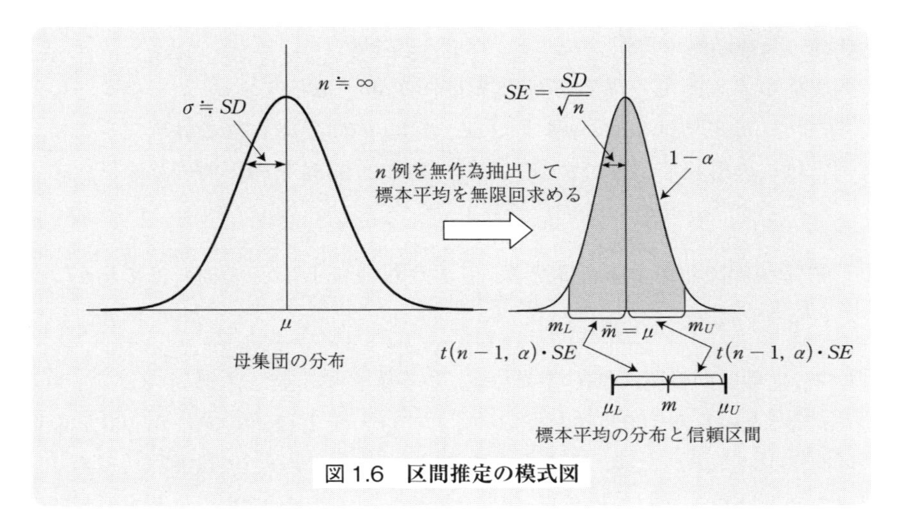

図 1.6　区間推定の模式図

$$95\%\ 信頼区間下限：\mu_L = m - 2 \cdot SE$$
$$95\%\ 信頼区間上限：\mu_U = m + 2 \cdot SE$$

$\mu_L \sim \mu_U$：95% 信頼区間または信頼限界

μ_L：95% 信頼区間下限　　μ_U：95% 信頼区間上限　　95%：信頼係数

厳密に言うと，標本平均の分布は正規分布とよく似た「**t 分布**（t distribution）」になります。この分布は自由度 $(n-1)$ によって形が少し変わり，95% の標本平均が含まれる範囲が少し変わります。

そのため標準誤差（SE）に掛ける係数 2 は，自由度 $(n-1)$ と信頼係数によって値が少し変わります。この係数を「**t 値**」といい，自由度 $(n-1)$，信頼係数 $100(1-\alpha)$% の時の t 値を「$t(n-1,\ \alpha)$」と書きます。α は母平均が信頼区間に入っていない確率で，t 値を検定で利用する時はこの値を全面に出すので $t(n-1,\ \alpha)$ と書きます。

t 値は 2 に近い値ですが，自由度 $(n-1)$ が大きいほど，また α が大きいほど小さな値になります。自由度 $(n-1)$，信頼係数 $(1-\alpha)$ の時の正確な信頼区間は，$t(n-1,\ \alpha)$ を用いて次のように計算します。

$$\mu = m \pm t(n-1,\ \alpha) \cdot SE$$
$$\rightarrow \mu_L = m - t(n-1,\ \alpha) \cdot SE,\ \ \mu_U = m + t(n-1,\ \alpha) \cdot SE$$

$t(\infty,\ 0.05) = 1.96,\ t(60,\ 0.05) = 2,\ t(60,\ 0.2) = 1.296,\ t(60,\ 0.4) = 0.848$ 等

1.4.4　信頼区間の解釈

第 1 節の体重測定の例で 95% 信頼区間が 58～62 kg だったとすると，この結果から「母平均は 95% の確率で 58～62 kg の間である」と解釈できます。実用上はこの解釈で十分ですが，厳密に言うと 95% 信頼区間の意味は次のようなものです。

> 95% 信頼区間を 100 回得たら，そのうちの 95 回はその間に母平均が入っている。

1 つの信頼区間の間に母平均が入っている確率は，本当は 95% ではなく 0%（入っていない）か 100%（入っている）です。そしてその 0% か 100% の信頼区間が 100 個あった時，そのうちの 95 個は見事に当たり（100%）であり，残りの 5 個は残念ながらハズレ（0%）です。このため 95% のことを信頼確率とは呼ばず，わざわざ信頼係数と呼んでいるのです。

天気予報で使われている「雨の降る確率」も，この信頼区間と同じようなものです。つまり「雨の降る確率が 95% ある」ということは，厳密には次のような意味です。

> 雨の降る確率が 95% の日が 100 日あれば，そのうちの 95 日は雨が降り（100%），残りの 5 日は雨が降らない（0%）。

しかし実用上はこんな厳密な解釈をする必要はなく，「母平均は 95% の確率で 58～62 kg の間にある」とか，「今日の雨の降る確率は 95% だ」と解釈してしまってかまいません。

推定は，漁師（Fisher!）が水面に映った魚（Poisson!）の影 m を見て，魚 μ を捕まえることに例えることができます。点推定は銛で一突きの方法であり，区間推定は幅のある投網を打つことに相当します。銛は手軽に扱える反面，魚に当たる確率は低くなります。それに対して投網を打つには技術を要しますが，魚を捕まえる確率は高くなります。

このように点推定も区間推定も一長一短を持っていますが，普通は点推定で母数を推定しておき，重要な時だけ区間推定を行います。

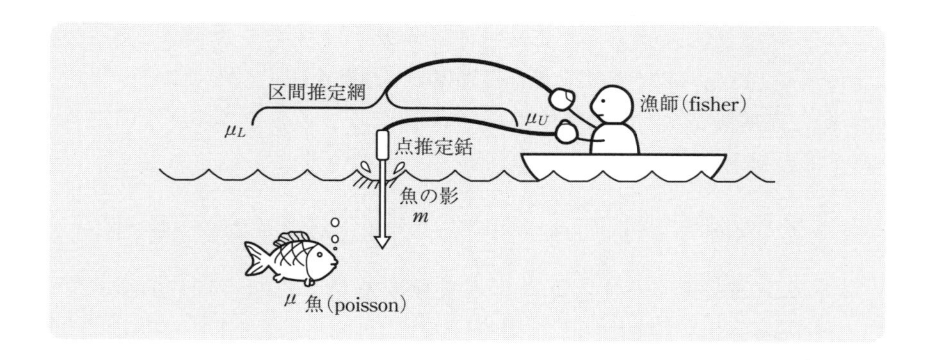

1.5　有意性検定

1.5.1　信頼区間と検定

検定は○×式の定性試験ですから，最初に必ず問題を設定します。第1節の体重測定の例を取り上げて，次のような問題について調べてみることにしましょう。

問題：日本人の平均体重は50kgか？

ここでは仮に体重の医学的な正常値を50kgと考えて，この値を基準値μ_0にします。基準値はこのように医学的な正常値とか対照群の平均値とか治療前値のように，実質科学的に有意義な値にします。この問題の答は2つあり，次のように表現することができます。

H_0：日本人の平均体重は50kgである（$\mu = \mu_0$ または $\delta = \mu - \mu_0 = 0$）
　　← 問題の答は ○
H_1：日本人の平均体重は50kgではない（$\mu \neq \mu_0$ または $\delta = \mu - \mu_0 \neq 0$）
　　← 問題の答は ×

「H」は「Hypothesis（仮説）」の意味で，これらの答がまだ仮説段階のものであることを表します。そしてたいていは標本平均が50kgとぴったり一致することはなく，H_0は無に帰することが多くなります。そのためH_0は「**帰無仮説**（null hypothesis）」と呼ばれています。これに対してH_1はH_0と対立する仮説のため，「**対立仮説**（alternative hypothesis）」と呼ばれています。

これら 2 つの仮説のどちらが正しいかを検証するために，母集団である日本人全体から 100 名の標本集団を無作為抽出して体重を測定したところ，平均値が 60 kg，標準偏差（不偏標準偏差）が 10 kg になったとします。この結果から母平均の 95% 信頼区間を求めると次のようになります。

母平均の 95% 信頼区間：$\mu = 60 \pm 2 \times \dfrac{10}{\sqrt{100}} = 60 \pm 2 \rightarrow \mu = 58 \sim 62$

この推定結果から「母平均 μ は 95% の確率で 58～62 kg の間にある」つまり「母平均 μ は 95% 以上の確率で 50 kg ではない」と言えます。したがって対立仮説を採用して次のように結論します。

統計学的結論：日本人の平均体重は 50 kg ではない → 問題の答えは ×

この結論が正しい確率は 95% 以上であり，間違っている危険性は 5% 以下です。この状態のことを「**有意水準**（significance level）**5% で有意**」または「**危険率**（critical rate）**5% で有意**」または「**有意水準 5% で帰無仮説を棄却する**（reject）」と表現します。

有意水準または危険率は，試験結果をそのまま素直に信頼して対立仮説を結論として採用した時に，この結論が間違っている確率を表します。この確率は

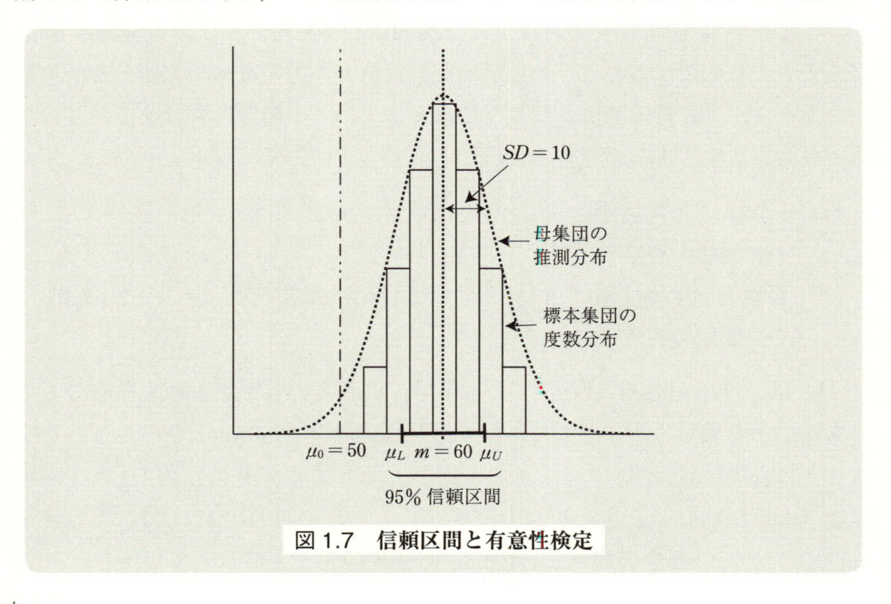

図 1.7　信頼区間と有意性検定

(1－信頼係数)であり，信頼係数を(1－α)で表した時のαになります。そのため「αエラー」とか「第1種のエラー」などとも呼ばれています。

有意水準は「どれほど小さな確率でなら，間違ったことを言っても大目に見てもらえるのか」ということを表す一種の合格水準です。そしてその具体的な値は，試験を行う前に様々な事情を考慮して，例えば「$\alpha = 0.05$」などと決めておきます。

もし95％信頼区間が49〜71kgだったとすると，母平均はひょっとすると50kgかもしれず，95％以上の確率で50kgではないと言い切れません。したがってこの時は対立仮説を採用することができず，次のように結論を保留します。

統計学的結論：日本人の平均体重は50kgではないと断定できない
→ 問題の答えは保留

この状態のことを「**有意水準5% で有意ではない**」と表現します。これは「対立仮説を採用すると間違ってしまう危険性が高いので，はっきりした結論は保留する」という意味であり，次のように帰無仮説を結論として採用するわけではないことに注意してください。

統計学的結論：日本人の平均体重は50kgである → 問題の答えは ○

例えば95％信頼区間が49〜51kgだったら，この結論を採用してもかまわないでしょう。しかし95％信頼区間が49〜71kgの時にこの結論を採用するのは，どう考えても無理があります。

「結論保留」というと，何となくあやふやで非科学的な感じがするかもしれません。しかし不確かなデータから得られた結果を解釈する時は，確定的なことを断言する方がかえって非科学的になります。「科学的」とは得られたデータから明確な結論を導き出すことではなく，結論できる限界を明確にすることなのです。

以上のように，問題に対する2つの答のうち対立仮説が正しい確率が非常に高い時だけそれを統計学的結論として採用し，対立仮説が正しい確率が高くない時は結論を保留する検定を「**有意性検定** (test of significance)」といいます。

1.5.2　有意性検定の手順

以上のように，有意性検定は基準値と推定結果を比較することによって行うことができます。推定は定量試験であり検定は定性試験ですから，これは当然のことです。そして推定を利用した検定の原理は，現場の研究者にとってわかりやすいと思います。

しかしこの方法は数学的には不都合な点があります。それは，推定は標本集団のデータから母数を推測するため標本集団のデータによって母数の値がコロコロ変わってしまう点です。本来，母集団というものは確定した集団であり，母数は値が変動しない定数です。そして母集団から無作為抽出された標本集団の方が不確定な集団であり，標本集団の要約値は確率的に変動します。

そこで数学的には，確定した集団である母集団と定数である母数を基準にして検定の原理を考え，次のような手順で有意性検定を行います。これは，推定を利用した検定を母集団側から見て手順化したものに相当します。

●有意性検定の手順

(1) 問題を設定する。

まず最初に問題を設定します。これは検定の基礎ですから，数学的な手順でも変わりません。

問題：日本人の平均体重は50kgか？ → $\mu = \mu_0 = 50$？

(2) 帰無仮説と対立仮説を設定する。

これも検定の基礎ですから，数学的な手順でも変わりません。

帰無仮説 H_0：日本人の平均体重は50kgである

→ $\mu = \mu_0$ または $\delta = \mu - \mu_0 = 0$

対立仮説 H_1：日本人の平均体重は50kgではない

→ $\mu \neq \mu_0$ または $\delta = \mu - \mu_0 \neq 0$

(3) 有意水準を決める。

有意水準 α の値を決めます。通常，有意水準は5%にすることが多いのですが，後の節で説明するように，本来は問題の内容に応じて臨機応変に変えるべきです。

有意水準を 5% にする → $\alpha = 0.05$，信頼係数 $(1-\alpha) = 0.95$

(4) 母集団から標本集団を無作為抽出する。

医学分野では標本集団が先に存在し，その背景因子から準母集団を想定するのが普通です。しかし数学的な手順では，標本集団はあくまでも母集団から無作為抽出した集団と考えます。

日本人全体から 100 名の人を無作為抽出 → 標本集団

(5) 標本集団のデータを測定して要約値を求める。

前節の体重測定の例と同様に，次のようになったとします。

100 名の体重を測定 → 標本平均 $m = 60$，不偏標準偏差 $SD = 10$

(6) 帰無仮説が正しいと仮定した時の標本平均の分布を描く。

帰無仮説が正しいと仮定した時の母集団を想定し，その母集団から n 例の標本集団を無作為抽出して標本平均を求め，それを無限回繰り返した時の標本平均の分布を描きます。これは第 3 節で標準誤差を求めた時の方法と同じです。

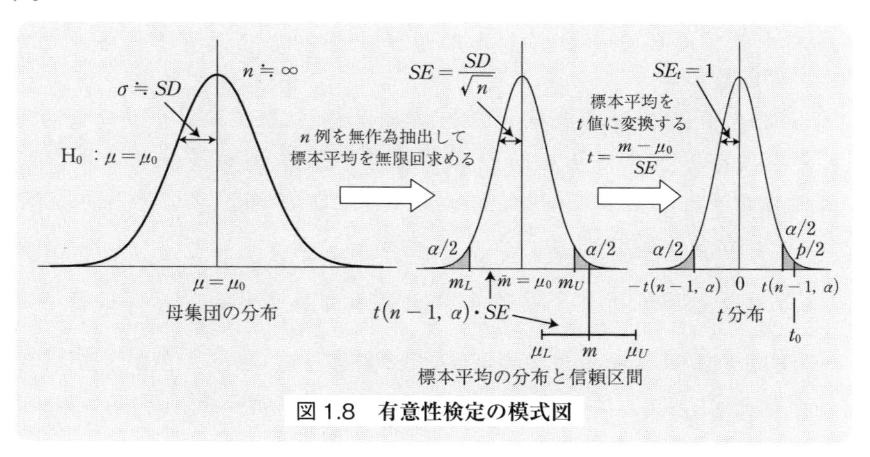

図 1.8　有意性検定の模式図

図 1.8 の母集団の分布と標本平均の分布

→ $\mu = \mu_0 = 50$，$\sigma \fallingdotseq SD = 10$，$SE = 1$

(7) 標本平均の分布における棄却域を求める。

6 番で求めた標本平均の分布で，母平均を中心にして標本平均の $(1-\alpha)$ が含まれる範囲を求めます。これは第4節で信頼区間を求めた時の方法と同じで，標本平均の分布が漸近的に t 分布になることを利用して，標本平均の $(1-\alpha)$ が含まれる範囲を求めることができます。推定の原理から，この範囲の幅は $100(1-\alpha)$ % 信頼区間と同じになります。

この時，範囲から外れる左右の端の $\alpha/2$ の部分を「**棄却域**(critical region)」といいます。この部分を棄却域と呼ぶのは，この部分に実際の標本平均が入った時に帰無仮説を棄却するからです。

図 1.8 の標本平均の分布で標本平均の 95% が含まれる範囲
$2 \times SE = 2$ より，下限 $m_L = 48$，上限 $m_U = 52$
∴ 下側棄却域：48 以下，上側棄却域：52 以上
(図 1.8 の標本平均の分布の薄い灰色部分)

95% が含まれる範囲の幅は 95% 信頼区間と同じ（推定の原理）
信頼区間は $60 \pm 2 \times SE$ より，下限 $\mu_L = 58$，上限 $\mu_U = 62$

(8) 実際の標本平均が棄却域に入っているかどうかを調べる。

実際の標本平均が棄却域に入っているかどうかは，次のような方法で調べることができます。

- 方法 1：標本平均と棄却域の上限または下限を比較する。

最も直接的で，わかりやすい方法です。図 1.8 から，この方法は母平均の 95% 信頼区間 58〜62 に基準値 50 が入るかどうかを調べることと同じであることがわかると思います。

60 は上側棄却域の下限 52 よりも大きいから棄却域に入っている

- 方法 2：標本平均と基準値の距離を標準誤差単位で測った値が，基準値と棄却域の上限または下限の距離を標準誤差単位で測った値よりも大きいかどうか調べる。

標本平均と基準値の距離を標準誤差で割った値 $(m-\mu_0)/SE$ を「t 値」といい，図 1.8 の一番右側のような t 分布をします。この t 分布において，実際の標本平均は t_o（添字の o は observed の意味）になり，下側棄却域（図 1.8 の t 分布の左側棄却域）の上限は $(m_L-\mu_0)/SE = -t(n-1,\ \alpha)$

に，上側棄却域（図 1.8 の t 分布の右側棄却域）の下限は $(m_U - \mu_0)/SE = t(n-1,\ \alpha)$ になります。これは信頼区間を求める時に標準誤差に掛ける係数 $t(n-1,\ \alpha) \fallingdotseq 2$ と同じものです。

$$t_o = (m - \mu_0)/SE = (60 - 50)/1 = 10 > 2 \fallingdotseq t(99,\ 0.05)\ \text{で}$$
2よりも大きいから棄却域に入っている

標本平均をわざわざ t 値に変換する理由は，t 値に変換することによってデータの単位や基準値とは無関係な無単位の値になり，普遍的になるからです。つまり $t(n-1,\ \alpha)$ は自由度と α の値だけで決まる普遍的な値ですから，どんなデータでも実際の標本平均から求めた t_o とこの値を比べるだけで，標本平均が棄却域に入っているかどうかを調べることができます。

- 方法 3：図 1.8 の t 分布において，t_o から右側の濃い灰色の部分の面積が $\alpha/2$ よりも小さいかどうか調べる。

実際には t_o から右側の分布の面積を 2 倍した値を「**有意確率**（significance probability）」または「***p* 値**」といい，この値が α よりも小さいかどうか調べます。このように t 値から p 値を求めることを「t 値の p 値変換」といい，t 分布を積分して求めます。

$$t_o = 10\ \text{から右側の分布の面積} \times 2 = p = 10^{-16} < 0.05\ \text{だから}$$
棄却域に入っている

※データから平均値を引いて標準偏差で割ると，データの分布の平均値が 0 に，標準偏差が 1 になります。これをデータの**標準化**といいいます。

※ t 値は $(m - \mu_0)$ というシグナルを SE というノイズで割った S/N 比と解釈することも可能です。

※方法 2 または方法 3 のように，t 値と t 分布を利用する検定のことを「***t* 検定**（*t* test）」といいます。t 分布を利用する検定には，平均値以外の要約値に関する手法もあります。そのため平均値に関する検定のことを，正式には「平均値の検定」と呼びます。しかし実際の研究現場では，平均値の検定のことを慣習的に t 検定と呼んでいるため，ここでは平均値の検定のことを t 検定と呼ぶことにします。

(9) 標本平均が棄却域に入っている時，対立仮説を統計学的結論として採用する。

棄却域は，帰無仮説が正しい時に標本平均のわずか α だけが含まれる領域です。ここに実際の標本平均が入った時は帰無仮説の正しい確率が α 以下になり，対立仮説の正しい確率が $(1-\alpha)$ 以上になります。そこで有意水準 α で有意として，対立仮説を統計学的結論として採用します。

有意水準 5% で有意 → 統計学的結論：日本人の平均体重は 50 kg ではない

(10) 標本平均が棄却域に入っていない時，統計学的結論を保留する。

実際の標本平均が棄却域に入っていない時は，帰無仮説の正しい確率が α よりも大きくなって棄却することができません。そこで有意水準 α で有意ではないとして，統計学的結論を保留します。

有意水準 5% で有意ではない → 統計学的結論：保留

(11) 統計学的結論を実質科学的に評価して，実質科学的結論を下す。

- 有意の時……母集団の平均体重の推測値 60 kg は基準値 50 kg に比べて 10 kg 重い。

  このことが医学的に有意義なら，次のような医学的結論を下します。

  医学的結論：日本人の平均体重は 50 kg ではなく，それよりも重い

- 有意ではない時……母集団の平均体重の推測値 60 kg は基準値 50 kg に比べて 10 kg 重い。

  このことが医学的に有意義だとしても，推測値 60 kg の信頼性が低いため確実なことは言えません。そこで次のような医学的結論を下します。

  医学的結論：日本人の平均体重は 50 kg よりも重い可能性があるが
  データの信頼性が低いので結論は保留する

1.5.3　統計学的有意と実質科学的有意義

研究現場では「有意差あり」または「有意差なし」という表現がよく用いられます。しかしこの表現はあまり適切ではなく，「**差は有意である**」または「**差は有意ではない**」という表現の方が適切です。

検定結果が有意になった時は対立仮説を採用します。これは対立仮説が 95% 以上の確率で正しいので統計学的結論として採用する，つまり「基準値と母平均の差が 0 ではない」という統計学的結論が 95% 以上信頼できるとい

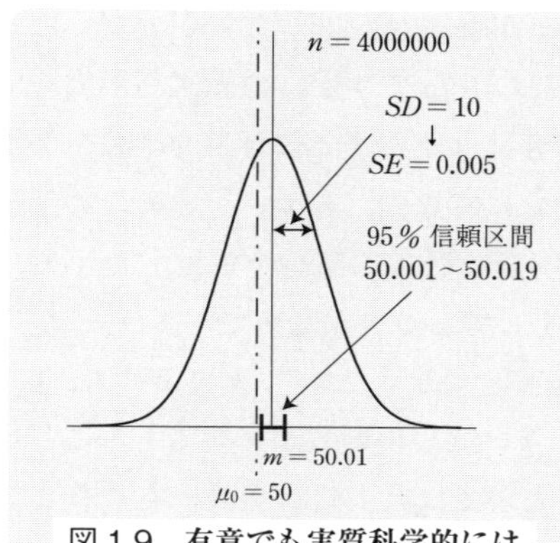

図 1.9　有意でも実質科学的には無意味な差

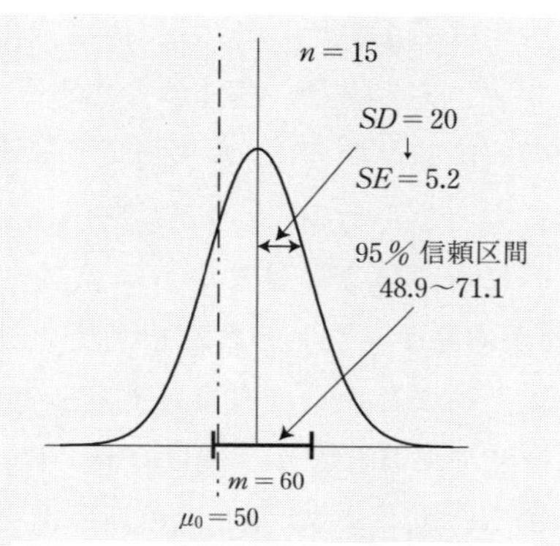

図 1.10　実質科学的に意味があっても有意ではない差

う意味です。

「有意である」とは「数学的に意味が有る」ということであり，端的に言えば「試験結果の数字は信頼できる」という意味です。これは「優位である」とか「優れている」などと言っているわけではなく，ましてや「医学的に有意義である」などと大それたことを言っているわけでは決してありません。実質的には無意味な差でも，数学的に信頼できれば有意になります。

例えば図 1.9 のように，体重の基準値が 50 kg で標本平均が 50.01 kg だったとします。この場合，基準値と標本平均の差はわずか 0.01 kg つまり 10 g ですが，信頼区間が非常に狭くてその間に基準値 50 kg が入らなければ有意になります。しかし，たった 10 g の差は医学的には無意味でしょう。

一方，検定結果が有意にならない時は結論を保留します。これは対立仮説が正しい確率は 95％ 未満なので統計学的結論として採用できない，つまり「基準値と母平均の差が 0 ではない」という統計学的結論が 95％ 以上は信頼できないという意味です。

「有意ではない」とは「数学的に意味が無い」ということであり，端的に言えば「試験結果の数字は信頼できない」という意味です。これは「差はない」とか「同等である」などと言っているわけではなく，ましてや「医学的に有意義な差はない」などと大それたことを言っているわけでは決してありません。実質的には有意義な差でも，数学的に信頼できなければ有意にはなりません。

例えば図 1.10 のように，体重の基準値が 50 kg で標本平均が 60 kg だったとします。この場合，基準値と標本平均の差は 10 kg ですが，信頼区間が広くてその間に基準値 50 kg が入ってしまえば有意にはならず，統計学的結論を保留します。しかし 10 kg の差は医学的には十分に有意義でしょう。そのため「医学的に有意義な差はない」と結論せず，明確な医学的結論を保留した上で，「何かありそうだ」と含みをもたせた考察をしておく方が賢明でしょう。

以上のことから「有意差あり」とか「有意差なし」という表現よりも，「差は有意である」とか「差は有意ではない」という表現の方が適切であることがわかると思います。「有意差あり」という表現では「実質科学的に有意義な差がある」という意味に誤解してしまいかねず，「有意差なし」という表現では「実質科学的に有意義な差はない」つまり「実質科学的に同等である」という意味に誤解してしまいかねません。

しかし「差は有意である」という表現なら「差は数学的に意味が有る」つまり「差は数学的に信頼できる」という本来の意味に解釈しやすく，「差は有意ではない」という表現なら「差は数学的に意味が無い」つまり「差は数学的に信頼できない」という本来の意味に解釈しやすいと思います。

「有意差あり＝実質科学的に有意義な差がある」とか，「有意差なし＝実質科学的に有意義な差はない＝実質科学的に同等」という解釈は大いなる誤解です。このように統計学的有意と実質科学的有意義を混同する症状は，「**有意症**

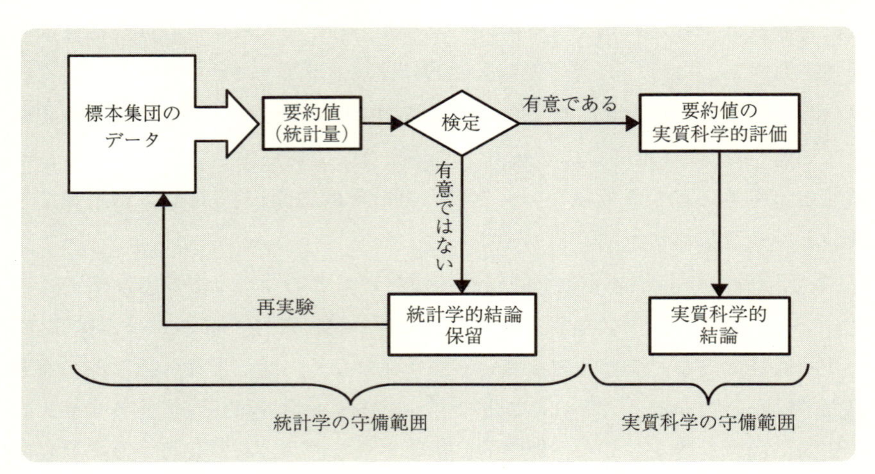

(significantosis)」とか「**有意症症候群**(significant syndrome)」とでも呼ぶべき疾患の一種です。これは大変難治性の疾患であり，各種学会や厚生労働省等で大流行しています。

この疾患の予防策の第一歩は，**「有意差あり」や「有意差なし」という誤解されやすい用語を使わず，「差は有意である」や「差は有意ではない」という用語を使う**ことであり，治療法は患者自身が統計学の本質をじっくりと理解することです。

統計学の役目はデータを要約し，要約値が数学的にどの程度信頼できるかを確率的に評価することです。そして要約値が実質科学的に有意義かどうかを評価するのは，研究者の役目です。要約値の実質科学的評価は試験を行った現場の研究者が科学的知見に基いて行うべきことであり，数学者が統計学的知見に基いて行うべきことではなく，またできるはずもないことです。

統計学は試験を上手に行うための道具にすぎず，試験の目的ではありません。統計学の守備範囲と実質科学の守備範囲を明確に認識することが大切です。

1.5.4 有意水準の決め方

有意水準は5%がよく用いられるので，どんな時でもこの値でなければならないと誤解している研究者が多いようです。しかし有意水準5%というのは単に数字のキリが良いので昔から用いられているにすぎず，本当はどんな値を用いても間違いではありません。いや，むしろ5%にこだわらず，状況に応じて適当に変更すべき値なのです。

こんなエピソードがあります(ただし，真偽の程は定かではありません)。

> フィッシャー(Rinald Aylmer Fisher)が有意性検定を開発した時，有意水準を決める段になってハタと考えた。この時，彼は30歳だったが，50歳までは現役で研究を続け，その後は釣りでもしながら悠々自適の余生を送ろうと考えていた。そこで，
> 「農作物相手の研究だから，これから毎年1回ずつ実験するとして，20年間に20回できることになる。まあ，一生に一度ぐらいは間違い

を犯しても，神様はお許しくださるだろう」
　と考えて，20 回に１回間違える確率として有意水準を５％にしたのである。
　この話を人から聞いた当のフィッシャーいわく，
「なるほど，それはうまい話だ！　実は私も，有意水準として５％をよく使う理由を聞かれて困っていたんだ。これからは，そう答えることにしよう」

……とまあ，有意水準 5% というのはこれくらいいい加減なものなのです。

有意水準は統計学的結論が間違っている確率ですから，本来はその結論が間違っていた時にどの程度の被害を被るのかを十分に考慮して，適切に決めるべきものです。「昔からの習慣だから……」などという宗教的理由で，御神託的に決めるべきものではありません。

例えば薬剤の有効性の検証試験と副作用の検証試験では有意水準を適当に変えるべきですが，現在はどんな場合でも画一的に有意水準を 5% にすることが多いようです。これも有意症症候群の代表的な症状のひとつであり，科学的または倫理的に大いに問題があります。

1.6　統計的仮説検定

1.6.1　有意性検定と統計的仮説検定

前節で説明した有意性検定は対立仮説の正しい確率が高い時だけ統計学的結論として採用し，対立仮説の正しい確率が低い時は結論を保留します。そのため検定結果が有意にならない時は，結論を採用することができません。これは非常に誤解されやすく，有意性検定の欠点といえるものです。

そこで，この点を改善するためにネイマン（Jerzy Neyman）とピアソン（Egon Pearson）が開発した手法が「**統計的仮説検定**（statistical hypothesis testing)」または「**仮説検定**（test of hypothesis)」と呼ばれる手法です。この手法は検出差を設定することによって，有意ではない時も統計学的結論を採用します。

前節と同じ日本人の平均体重の問題を設定し，100 名の標本集団を無作為抽出して体重を測定したところ，標本平均値が 51 kg，標準偏差（不偏標準偏差）が 10 kg になったとします。すると次のように 95% 信頼区間に基準値 50 kg が含まれているため，有意水準 5% で有意ではありません。

問題：日本人の平均体重は 50 kg か？

$$95\%\text{信頼区間}：\mu = 51 \pm 2 \times \frac{10}{\sqrt{100}} = 51 \pm 2 \rightarrow \mu = 49\sim53$$

95% 信頼区間に基準値 50 kg が含まれているため有意水準 5% で有意ではない

統計学的結論：日本人の平均体重は 50 kg ではないと断定できないため結論保留

ここで医学的な体重の許容範囲を ±5 kg 以内とする，つまり 5 kg よりも小さい体重の変動は医学的に意義がなく，無視できるとします。すると 45～55 kg の範囲の体重は実質的に 50 kg と変わらないことになります。

そしてこの場合の 95% 信頼区間 49～53 kg はこの医学的許容範囲にすっぽりと入っているため，次のような結論が 95% 以上の確率で正しいことになります。

統計学的結論：日本人の平均体重は 45 kg よりも重く 55 kg よりも軽い
＝ 日本人の平均体重は実質的に 50 kg と等しい → 問題の答えは △

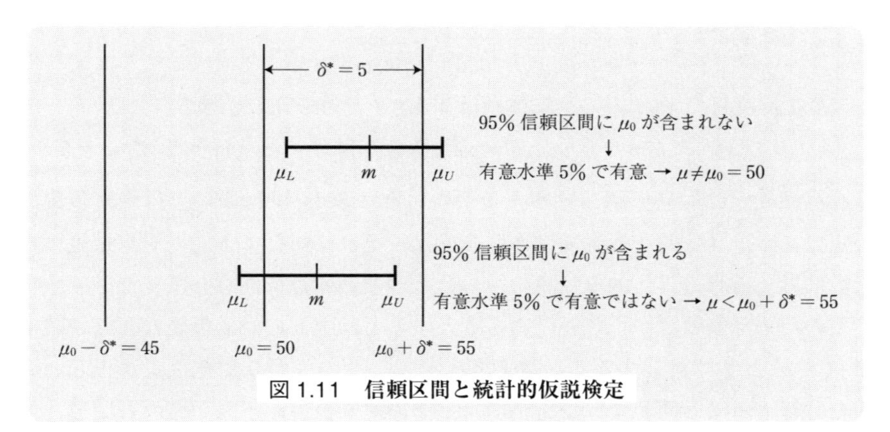

図 1.11　信頼区間と統計的仮説検定

この結論は「統計学的結論：日本人の平均体重は50kgである → 問題の答えは ○」とは違いますが，医学的には実質的に同じ意味になります。

この $\delta^* = \pm 5$kg は医学的な許容範囲または誤差範囲であり，「**(最小)検出差**(scientific significant difference)」と呼ばれます。

統計的仮説検定は，このように実質科学的に有意義な検出差つまり実質科学的な誤差範囲と，信頼区間つまり数学的な誤差範囲を利用して，検定結果が有意ではない時も結論を採用します。これが有意性検定と違うところです。

1.6.2　統計的仮説検定の手順

有意性検定と同様に，統計的仮説検定も正式には母集団と母数を基準にした手順で行います。これは推定と検出差を利用した検定を，母集団側から見て手順化したものに相当します。

●統計的仮説検定の手順

(1) 問題を設定する。

これは有意性検定と同じです。

問題：日本人の平均体重は50kgか？ → $\mu = \mu_0 = 50$ ？

(2) 帰無仮説と対立仮説と検出差を設定する。

帰無仮説は有意性検定と同じですが，対立仮説は実質科学的に有意義な検出差 δ^* を用いて具体的に設定します。

帰無仮説 H_0：日本人の平均体重は50kgである

$\rightarrow \mu = \mu_0$ または $\delta = \mu - \mu_0 = 0$

対立仮説 H_1：日本人の平均体重は45kgまたは55kgである

$\rightarrow \mu = \mu_0 \pm \delta^* = \mu_0 \pm 5$ または $\delta = \mu - \mu_0 = \pm\delta^* = \pm 5$

有意性検定の対立仮説「日本人の平均体重は50kgではない」は帰無仮説の否定であり，具体的な仮説ではありません。それに対して上記の対立仮説は，無数に考えられる具体的な仮説の中のひとつである点に注意してください。

そのため帰無仮説が正しい確率を p とすると，上記の対立仮説が正しい確率を $(1-p)$ として計算することはできません。その代わり帰無仮説が正しい確率を計算するのと同じような方法で，上記の対立仮説が正しい確率と間違っている確率を求めることができます。

(3) 有意水準と検出力を決める。

統計的仮説検定では，有意水準だけでなく検出力も決める必要があります。「**検出力**（power）」は，対立仮説が正しい時に，これを統計学的結論として採用する確率のことです。そして1からこの確率を引いた値が，対立仮説が間違っている時に，これを統計学的結論として採用する確率になります。通常はこれをβで表して「βエラー」といい，検出力を$(1-\beta)$で表します。

有意水準を5％にする → $\alpha=0.05$，信頼係数$(1-\alpha)=0.95$

検出力を80％にする → $(1-\beta)=0.8$，$\beta=0.2$

(4) 母集団から標本集団を無作為抽出する。

これは有意性検定と同じです。ただし後述するように，有意水準と検出力から標本集団の必要例数を求めてから無作為抽出します。

日本人全体から100名の人を無作為抽出 → 標本集団

(5) 標本集団のデータを測定して要約値を求める。

例えば次のような結果になったとします。

100名の体重を測定 → 標本平均$m=51$，不偏標準偏差$SD=10$

(6) 帰無仮説が正しいと仮定した時の標本平均の分布と，対立仮説が正しいと仮定した時の標本平均の分布を描く。

有意性検定と同様に，まず帰無仮説が正しいと仮定した時の母集団を想定し，その母集団からn例の標本集団を無作為抽出して標本平均を求め，それを無限回繰り返した時の標本平均の分布を描きます。次に対立仮説が正しいと仮定した時の母集団を想定し，同じようにして標本平均の分布を描きます。

図1.12の3種類の標本平均の分布 → $\mu_0=50$，$\mu_0-\delta^*=45$，
$\mu_0+\delta^*=55$，$SE=1$

(7) 標本平均の分布における棄却域を求める。

帰無仮説が正しいと仮定した時の標本平均の分布で棄却域を求めます。これは有意性検定の棄却域と同じです。

図1.12の標本平均の分布で標本平均の95％が含まれる範囲

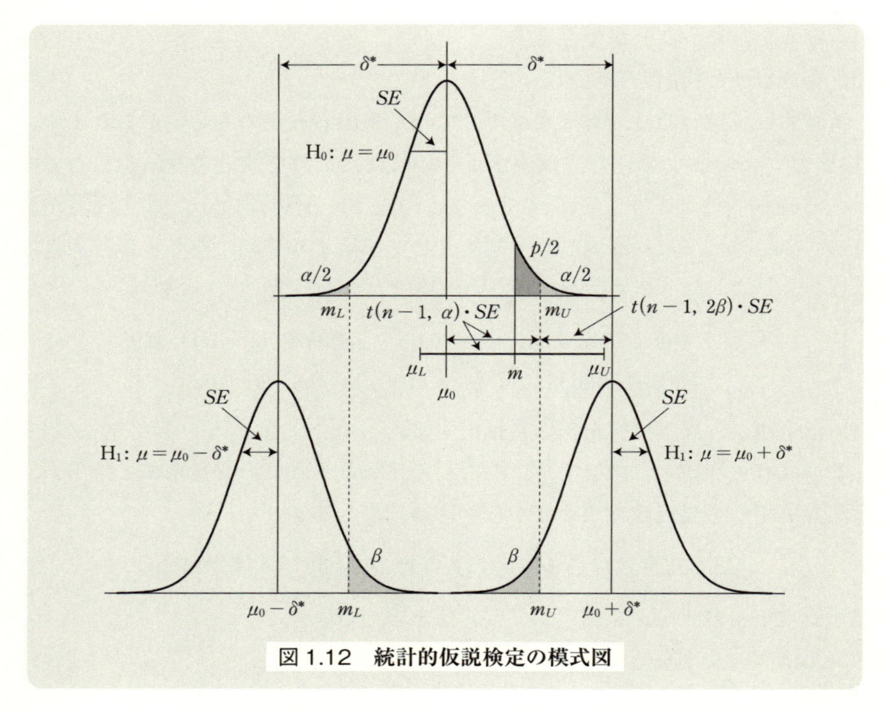

図 1.12　統計的仮説検定の模式図

$2 \times SE = 2$ より，下限 $m_L = 48$，上限 $m_U = 52$

∴ 下側棄却域：48 以下，上側棄却域：52 以上

（図 1.12 の中央の標本平均の分布の薄い灰色部分）

この時，図 1.12 の左側の標本平均の分布で，$m_L = 48$ kg 以上の範囲の面積（薄い灰色の部分）は β になり，右側の標本平均の分布で，$m_U = 52$ kg 以下の範囲の面積（薄い灰色の部分）も β になります。これら 2 つの範囲は対立仮説の棄却域に相当し，実際の標本平均がこの部分に入った時は，対立仮説を棄却します。この対立仮説の棄却域の境界値は，帰無仮説の境界値と同じ値になります。そのため，標本平均は必ずどこかの棄却域に入ることになります。

対立仮説の棄却域は左右の標本平均の分布の片側にしかなく，その面積は $\beta/2$ ではなく β です。これは $\mu = \mu_0 - \delta^*$ と $\mu = \mu_0 + \delta^*$ が相反事象のためどちらか一方しか起こらず，β を 2 つに分ける必要がないからです。そして対立仮説の場合は $\mu \leqq \mu_0 - \delta^*$ または $\mu_0 + \delta^* \leqq \mu$ ということを検定する必要はないため，棄却域は分布の片側だけに設定します。そのため棄却域の面積は $\beta/2$ ではなく β になります。

95% 信頼区間は $51 \pm 2 \times SE$ より，下限 $m_L = 49$，上限 $m_U = 53$

(8) 実際の標本平均が棄却域に入っているかどうかを調べる。

有意性検定と同様に，次のような方法で調べることができます。

- 方法 1：標本平均と棄却域の上限または下限を比較する。

51 は上側棄却域の下限 52 よりも小さいから棄却域に入っていない

- 方法 2：標本平均と基準値の距離を標準誤差単位で測った値が，基準値と棄却域の上限または下限の距離を標準誤差単位で測った値よりも大きいかどうか調べる。

$t_o = (51 - 50)/1 = 1 < 2 \fallingdotseq t(99, 0.005)$ で 2 よりも小さいから
棄却域に入っていない

- 方法 3：t 分布において，t_o から右側の確率 $= p/2$ を計算して 2 倍し，それが α よりも小さいかどうか調べる。

$t_o = 1$ から右側の分布の面積 $\times 2 = p = 0.3198 > 0.05$ だから
棄却域に入っていない

(9) 標本平均が棄却域に入っている時は帰無仮説を否定した仮説を統計学的結論として採用する。

有意水準 5% で有意 → 統計学的結論：日本人の平均体重は 50 kg ではない

これは対立仮説「日本人の平均体重は 45 kg または 55 kg である」の採用ではなく，あくまでも帰無仮説を否定した結論であることに注意してください。検定は定性試験ですから，定性的な結論しか採用できないのです。そしてこの結論が間違っている確率は帰無仮説の棄却域の面積つまり α エラー以下になり，この場合は 5% 以下になります。

(10) 標本平均が棄却域に入っていない時は対立仮説を否定した結論を統計学的結論として採用する。

有意水準 5% で有意ではない

→ 統計学的結論：日本人の平均体重は45kgよりも重く55kgよりも軽い

これも帰無仮説「日本人の平均体重は50kgである」の採用ではなく，あくまでも対立仮説を否定した結論であることに注意してください。図1.12からわかるように，対立仮説の棄却域はm_L〜m_Uの間ですから，対立仮説を否定した定性的な結論は「日本人の平均体重は45〜55kgの間である」ということになります。そしてこの場合，45〜55kgは医学的な許容範囲です。したがってこの結論は「日本人の平均体重は50kgである」という結論と実質的に同じ意味になります。そしてこの結論が間違っている確率は対立仮説の棄却域の面積つまりβエラー以下になり，この場合は20%以下になります。

(11) 統計学的結論を実質科学的に評価して，実質科学的結論を下す。

- 有意の時……母集団の平均体重の推測値51kgは基準値50kgに比べて1kg重い。
  これは医学的に見ると意義のない差である。

  医学的結論：日本人の平均体重は50kgではないが，
  実質的には50kgと変わらない

- 有意ではない時……母集団の平均体重は45kgよりも大きく55kgよりも小さい。
  これは医学的に見ると実質的に50kgと等しい。

  医学的結論：日本人の平均体重は実質的に50kgと等しい

1.6.3 αエラーとβエラー

以上のように統計的仮説検定は，試験結果に基づいて，より可能性の低い具体的な仮説を否定し，その反対の意味を持つ定性的な結論を採用する手法です。そしてどのような結論を採用するにしても，それが間違っている確率を明言しておくのです。それによって結論保留という曖昧な検定結果がなくなります。この点が有意性検定と違うところです。

帰無仮説が正しい時または対立仮説が正しい時に，検定結果が有意になる確率と有意にならない確率をまとめると次表のようになります。

		統計学的結論	
		有意：$\mu \neq \mu_0$	有意ではない：$\lvert\mu-\mu_0\rvert<\delta^*$
真実	$H_0：\mu=\mu_0$	α	$1-\alpha$
	$H_1：\mu=\mu_0 \pm \delta^*$	$1-\beta$	β

α は帰無仮説 $\mu=\mu_0$ が正しい時にアワテて $\mu \neq \mu_0$ と言い過ぎてしまう確率であり，これを「**α エラー**（アワテの言い過ぎ）」または「**第 1 種のエラー**」といい，有意水準になります。これは疾患の診断学において，正常な人がある検査を受けて陽性になる確率つまり偽陽性率に相当します。$(1-\alpha)$ は帰無仮説 $\mu=\mu_0$ が正しい時に $\lvert\mu-\mu_0\rvert<\delta^*$ と結論する確率であり，正常な人がある検査を受けて陰性になる確率つまり特異度（specificity）に相当します。

β は対立仮説 $\mu=\mu_0 \pm \delta^*$ が正しい時に，ボンヤリしていて $\lvert\mu-\mu_0\rvert<\delta^*$ と見逃してしまう確率であり，「**β エラー**（ボンヤリの見逃し）」または「**第 2 種のエラー**」といいます。これは病気の人がある検査を受けて陰性になる確率，つまり偽陰性率に相当します。$(1-\beta)$ は対立仮説 $\mu=\mu_0 \pm \delta^*$ が正しい時に $\mu \neq \mu_0$ と違いを検出する確率であり，これが「**検出力**（power）」です。これは病気の人がある検査を受けて陽性になる確率つまり感度（sensitivity）に相当します。

現在の研究現場では $\alpha=0.05$，$\beta=0.2$ つまり有意水準を 5%，検出力を 80% 程度にするのが普通です。診断学に例えれば，これは感度が 80%，特異度が 95% の検査ということになり，感度よりも特異度を優先していることになります。つまり病気の人を多少は見逃しても，病気ではない人を病気と誤診する危険性を低く抑えようということであり，「疑わしきは罰せず」ということになります。

しかし α エラーと β エラーは同等なので，本来は $\alpha=\beta$ にするのが合理的です。そのため個人的には $\alpha=\beta=0.1$ または $\alpha=\beta=0.2$ にして，感度と特異度のバランスを取るのが良いと思っています。

1.6.4 必要例数の計算と検出力分析

図 1.12 からわかるように，統計的仮説検定では $\delta^*=\{t(n-1,\ \alpha)+t(n-1,$

$2\beta)\}\cdot SE$ という関係があります。この式と $SE=\sigma/\sqrt{n}$ から，標本集団の例数 n を求めることができます。これを「**必要例数**（sample size）**の計算式**」といい，この式を利用して試験計画の段階で標本集団の例数つまり試験の必要例数を求めることができます。

$$n=\left[\{t(\infty,\ \alpha)+t(\infty,\ 2\beta)\}\cdot\frac{\sigma}{\delta^*}\right]^2+n_c$$

$n_c=2$：t 分布を正規分布で近似したことによる補正

この式の有意水準 α と β，そして検出差 δ^* は実質科学的知見から決めます。そして母標準偏差 σ は予備試験や先行研究の結果から推測します。例えば有意水準を5%，検出力を80%，検出差を5とし，予備試験の結果から母標準偏差が10と推測される時，試験の必要例数は次のようになります。

$$n=\left[\{t(\infty,\ 0.05)+t(\infty,\ 2\times 0.2)\}\times\frac{10}{5}\right]^2+2=\{(1.96+0.842)\times 2\}^2+2\approx 33$$

この式は「母平均が基準値よりも5だけ大きく，標準偏差が10の母集団から33例の標本集団を無作為抽出して試験を行えば，80%の確率で有意水準5%で有意になる」という意味です。

ちなみに，検出差 δ^* を母標準偏差 σ で割った値 δ^*/σ のことを「**効果量**（effect size）」といいます。この値は標準偏差単位に標準化されているので，検出差の大きさを表す一般的な指標になります。上記の例の場合，効果量は0.5になり，標準偏差の半分の検出差ということになります。

ところで σ は推測値のため，実際のデータから推測した母標準偏差推測値つまり不偏標準偏差と一致するとは限りません。そこで試験終了後，実際の例数と，実際のデータから求めた不偏標準偏差から実際の検出差 δ を計算し，それが事前に設定した検出差 δ^* 以下であるかどうかを確認しておく必要があります。これを「**検出力分析**（power analysis）」といいます。

$$\delta=\{t(n-1,\ \alpha)+t(n-1,\ 2\beta)\}\cdot SE$$

$$SE=\frac{SD}{\sqrt{n}}$$

検出力分析では，実際の検出差 δ を計算する代わりに δ^* を用いて実際の検出力を計算し，それが事前に設定した検出力 $(1-\beta)$ よりも大きいことを確認することも可能です。この方法は計算が少し難しいのですが，こちらの方が「検出力分析」という名前にふさわしい方法です。

必要例数の計算も検出力分析も「**統計的仮説検定は信頼区間つまり数学的な誤差範囲を，検出差つまり実質科学的な誤差範囲以下にしなければならない**」という原則に従ったものであり，統計的仮説検定を正しく利用するために非常に大切なことです。

1.7 推定と検定の関係

ここで，推定と検定の関係をあらためて整理しておきましょう。実質科学的に有意義な基準値を μ_0，実質科学的に有意義な検出差つまり実質科学的な誤差範囲または許容範囲を δ^* とします。この時，検定結果と推定結果と実質科学的な判断の関係は図 1.13 と下表のようになります。

	検定結果	推定結果	実質科学的な判断
(1)	有意ではない	$\mu \fallingdotseq \mu_0$	母平均は基準値とほぼ等しい
(2)	有意ではない	$\mu = \mu_0 \sim \mu_0 + \delta^*$	この結果だけでは判断できない 検出力をもっと高くする必要がある（例数を増やす）
(3)	有意	$\mu_0 < \mu < \mu_0 + \delta^*$	母平均は基準値と実質的に変わらない
(4)	有意	$\mu \fallingdotseq \mu_0 + \delta^*$	母平均は基準値と実質的に変わらない可能性が高い
(5)	有意	$\mu \fallingdotseq \mu_0 + \delta^*$	母平均は基準値よりも大きい可能性が高い
(6)	有意	$\mu_0 + \delta^* < \mu$	母平均は基準値よりも大きい

図 1.13 と上表から，実質科学的な判断は定性試験である検定結果よりも，定量試験である推定結果に基づいた方が良いことと，検定結果だけから実質科学的な判断をするのは危険であることがわかると思います。

また図 1.13 の(2)から，信頼区間は数学的な誤差範囲であり，これが実質科学的な許容範囲である δ^* よりも大きいと実質科学的な判断はできないことがわかります。前節で説明した必要例数の計算は信頼区間が δ^* 以下になる例数

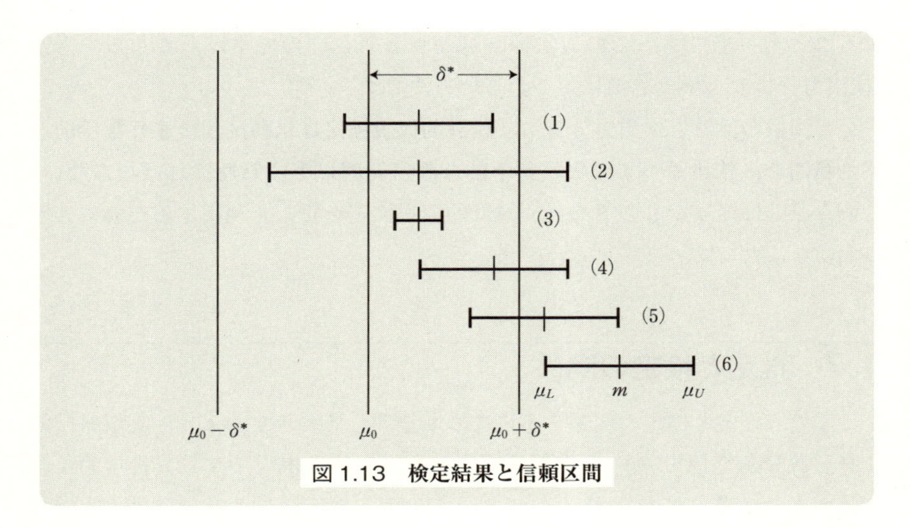

図 1.13　検定結果と信頼区間

を求めていることに相当し，検出力分析は実際の信頼区間が δ^* 以下かどうかを確認していることに相当します。そのため検出力分析によって実際の検出差 δ が δ^* よりも小さいことを確認できた時は，図 1.13 の(2)のような結果は発生しません。

推定は定量試験に相当し，検定は定性試験に相当するため，検定よりも推定の方が重要です。例えばある溶液の pH を pH 計で測定して pH2 とわかれば，わざわざリトマス試験紙を用いて酸性であることを確認する必要はありません。それと同様に，推定で母平均が含まれる区間が 58〜62 の間とわかれば，わざわざ検定で母平均が基準値 50 と等しいかどうかを確認する必要はありません。

リトマス試験紙には簡便性という取り柄がありますが，検定は推定よりもむしろ複雑な手法であり，決して簡便ではありません。現在の研究現場では推定よりも検定の方が偏重されていて，推定を利用するにしても「信頼区間に基準値が含まれていないから有意だ」といった本末転倒な使われ方をすることが多いようです。

定量試験である推定をもっと重要視し，図 1.13 の表のように推定結果を実質科学的に評価するという本来の使い方をしてもらいたいものです。

第2章
科学的研究と統計学

第2章　科学的研究と統計学

2.1　仮説演繹法

科学的研究は，多種多様な現象の背後にある普遍的な原理を帰納的に推理・洞察し，その原理に基いてそれらの現象を統一的に説明できる仮説を立て，その仮説から演繹的に導かれる現象を予測し，それを実験や観測によって確認し，必要に応じて仮説を修正しながら理論を確立していく作業です。

これを「**仮説演繹法**」といい，その手順を模式化すると下図のようになります。これは，KJ 法で有名な川喜田二郎博士が考案した「**W 型解決法**」を応用した模式図です。

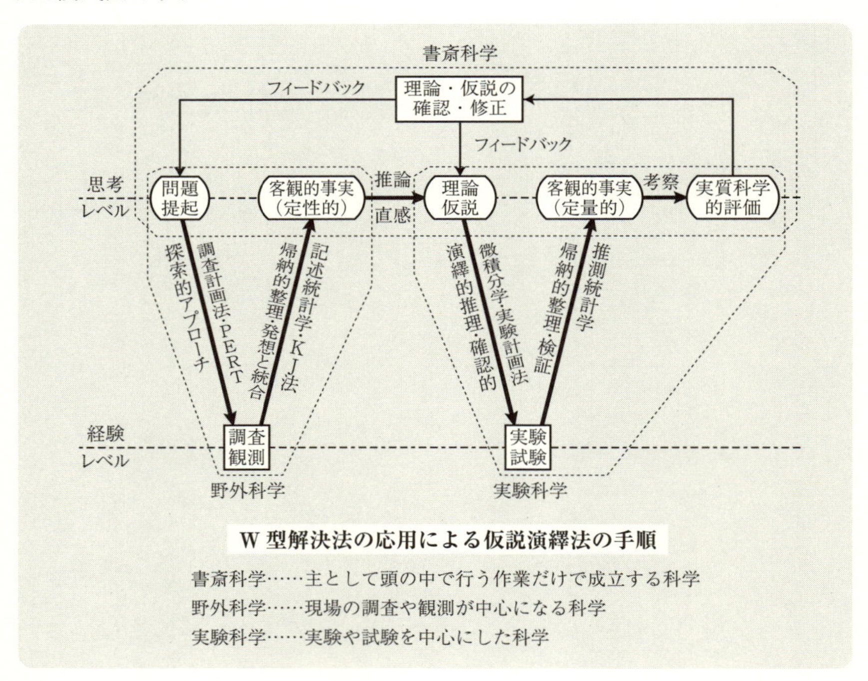

W 型解決法の応用による仮説演繹法の手順

書斎科学……主として頭の中で行う作業だけで成立する科学
野外科学……現場の調査や観測が中心になる科学
実験科学……実験や試験を中心にした科学

（1）問題提起

問題を提起して研究テーマを明確にします。科学的研究の最も重要な段階であり，研究テーマを短い文章（ミッションステートメント）で表現していつも意識しておきます。例えば次のようなものです。

日本人の体重が医学的に正常かどうか検討する

(2) 調査・観測

調査・観測などの探索型研究を企画・立案・実施し，結果を科学的に解釈し評価します。探索型研究は研究テーマに関する理論や仮説を組み立てるための材料を集めることが主目的であり，スクリーニングや予備実験がこれに相当します。

ただし材料集めが主目的といっても，計画を立案する段階である程度の理論と定性的な仮説を想定しておくのが普通です。そして検証型研究で用いる評価項目と評価指標を選択するためになるべく多くの候補項目を観測し，なるべく多くの評価指標を求めます。

(3) 理論構築・仮説設定

探索型研究で得られた結果に基づいて理論を組み立て，それから導かれる定量的な作業仮説を設定します。仮説は理論の妥当性を評価することができるものにします。

作業仮説：日本人の平均体重は医学的な正常値 50 kg よりも 10 kg 重い

(4) 実験・試験

実験・試験などの検証型研究を企画・立案・実施し，結果を科学的に解釈し評価します。検証型研究は仮説を検証して理論の妥当性を評価することが主目的であり，検証試験や本実験がこれに相当します。

計画を立案する段階で仮説を検証するための評価項目と評価指標，そして統計手法と有意水準，信頼係数等を決定し，必要例数を計算します。

(5) 理論・仮説の検証または修正

検証型研究で得られた結果に基づいて仮説を検証します。そしてそれに基づいて理論を確立または修正し，必要に応じて適当な研究段階にフィードバックします。

日本人の平均体重は 58〜62 kg であり，正常値 50 kg よりも少し重い

2.2 科学的研究の種類とデザイン

2.2.1 科学的研究の種類

科学的研究の種類については各種の定義があり，色々な方法で分類されています。まず統計学との関連で分類すると次のようになります。

(1) 調査（survey）

研究者が直接的な介入を行わず，全ての要因を管理せずにそのまま観測したもの。本格的な研究を行うための予備的な研究に用いられることが多く，スクリーニング調査やアンケート調査等が代表的です。探索的であり，主として記述統計学を適用します。

(2) 試験（trial）

研究者が直接的に介入し，研究目的に影響を及ぼすと考えられる主要な要因を管理して観測したもの。予備的な研究にも本格的な研究にも用いられ，臨床試験などが代表的です。半探索的・半検証的であり，目的の要因の解析には推測統計学を適用し，その他の要因の解析には記述統計学を適用します。

(3) 実験（experiment）

研究者が直接的に介入し，全ての要因を管理して観測したもの。本格的な研究に用いられることが多く，基礎実験や動物実験などが代表的です。検証的であり，主として推測統計学を適用します。

2.2.2 科学的研究のデザイン

次に研究デザインの面から科学的研究を分類すると次のようになります。

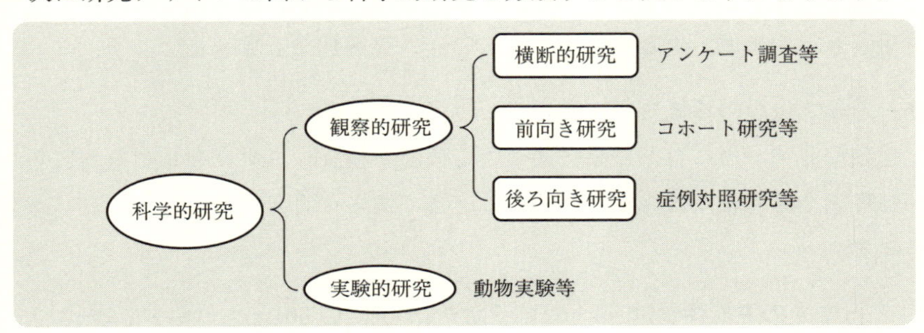

これらの研究デザインを統計学的に理解するには，原因と結果を次のような 2×2 分割表（4 分表）にまとめたものが役に立ちます。原因とは例えば喫煙の有無などであり，結果とは例えば肺癌の有無などです。

	結果：無	結果：有	計
原因：無	a	b	$(a+b)$
原因：有	c	d	$(c+d)$
計	$(a+c)$	$(b+d)$	N

(1) 観察的研究（observational study）

原則として研究者が直接的な介入や管理を行わない研究法。疫学研究や社会学研究でよく用いられます。これはさらに 3 種類に細分されます。

1) 横断的研究（cross sectional study）

ある時点におけるデータを横断的に観測する研究法で，調査とほぼ同義です。

統計学的な意味の横断的とは，時間に関して横断的というよりも因果関係の方向に関して横断的ということであり，原因と結果をどちらも固定せずに観測するということです。そのため，ある時点のデータだけでなく過去のデータについて観測しても，原因と結果を固定せずに観測すれば統計学的には横断的研究になります。

このデザインでは原因と結果の分割表において全体の例数 N を指定し，ある時点における原因の有無と結果の有無を調べて a，b，c，d を観測します。ただし因果関係の検証はできないので原因と結果はあくまでも想定したもの，または便宜的なものになります。その代わり原因も結果も自然に変動するため，両者の間の自然な関係がデータに反映されます。

	疾患：無	疾患：有	計
危険因子：無	55（55%）	5（5%）	60（60%）
危険因子：有	25（25%）	15（15%）	40（40%）
計	80（80%）	20（20%）	**100（100%）**

原因が例えば喫煙のような危険因子（risk factor）で，結果が例えば肺癌のような疾患の時，次のような値が定義できます。

危険因子の出現率（危険因子頻度）：$p_R = \dfrac{c+d}{N} = \dfrac{40}{100} = 0.4$

疾患の有病率（prevalence）：$p_d = \dfrac{b+d}{N} = \dfrac{20}{100} = 0.2$

四分点相関係数（ファイ係数）：
$$\phi = \frac{ad - bc}{\sqrt{(a+b)(c+d)(a+c)(b+d)}} = \frac{15 \times 55 - 25 \times 5}{\sqrt{40 \times 60 \times 20 \times 80}} \approx 0.357$$

四分点相関係数（ファイ係数）は２×２分割表における相関係数に相当します。この値は危険因子の有無と疾患の有無の間に関連性が全くない時は０になり，完全に関連している時は１または－１になります。

●横断的研究の特徴

- 比較的手軽で迅速に実施できる。
- 因果関係の検証はできない。
- 主として探索型研究や予備調査に用いられる。
- アンケート調査やスクリーニング調査が代表例。

2）　前向き研究（prospective study）

ある時点から未来に向かってデータを観測する研究法です。

統計学的な意味の前向きとは，時間に関して前向きというよりも因果関係の方向に関して前向きということであり，原因を固定して結果を観測するということです。そのため因果関係の検証が可能です。

このデザインでは，原因と結果の分割表において原因無の例数 $(a+b)$ と原因有の例数 $(c+d)$ を指定し，それらの群について結果の有無を経時的に調べて a，b，c，d を観測します。そのため原因は変動せずに結果だけが自然に変動し，原因と結果の間の関係を回帰直線などの関数で要約することができます。

	疾患：無	疾患：有	計
危険因子：無	40（80%）	10（20%）	**50（100%）**
危険因子：有	20（40%）	30（60%）	**50（100%）**
計	60（60%）	40（40%）	100（100%）

このデザインでは $(a+b)$ を分母にして a と b の割合を計算し，$(c+d)$ を分

母にして c と d の割合を計算します。そして $(a+b)$ と $(c+d)$ の例数を研究者が任意に指定できるため，危険因子の出現率と疾患の有病率も任意の値にすることが可能です。そのため横断的研究と違って，このデザインではそれらの値は定義できません。代わりに次のような値が定義できます。

危険因子有群における疾患の発症率： $p_+ = \dfrac{d}{c+d} = \dfrac{30}{50} = 0.6$

危険因子無群における疾患の発症率： $p_- = \dfrac{b}{a+b} = \dfrac{10}{50} = 0.2$

リスク差（絶対危険度）：$RD = p_+ - p_- = \dfrac{d}{c+d} - \dfrac{b}{a+b} = 0.6 - 0.2 = 0.4$

リスク比（相対危険度）：$RR = \dfrac{p_+}{p_-} = \dfrac{d(a+b)}{b(c+d)} = \dfrac{0.6}{0.2} = 3$

危険因子有群における疾患オッズ： $O_+ = \dfrac{d}{c} = \dfrac{30}{20} = 1.5$

危険因子無群における疾患オッズ： $O_- = \dfrac{b}{a} = \dfrac{10}{40} = 0.25$

オッズ比： $OR = \dfrac{O_+}{O_-} = \dfrac{d/c}{b/a} = \dfrac{ad}{bc} = \dfrac{30 \times 40}{10 \times 20} = 6$

「**リスク差**（Risk Difference）」は危険因子有群における疾患の発症率と，危険因子無群における疾患の発症率の差であり，「**絶対危険度**（**AR**：Absolute Risk）」とも呼ばれます。「**リスク比**（Risk Ratio）」は危険因子有群における疾患の発症率と，危険因子無群における疾患の発症率の比であり，「**相対危険度**（**RR**：Relative Risk）」とも呼ばれます。

「**オッズ**（Odds）」は「見込み比」とも呼ばれ，有の確率と無の確率の比です。そして「**オッズ比**（**OR**：Odds Ratio）」はある群と別の群のオッズの比であり，この場合は危険因子有群のオッズと危険因子無群のオッズの比です。オッズ比は危険因子の有無と疾患の有無の間の関連性を表す指標ですが，四分点相関係数と違って値の上限と下限に制限がなく，関連性の指標としては四分点相関係数ほど便利ではありません。

疾患の発症率が小さい時（だいたい 10% 未満），オッズと発症率が近似するため，オッズ比とリスク比が近似します。そのため，オッズ比を近似的にリスク比として解釈することができます。ただし発症率が小さい時はリスク比の誤差が大きくなりやすく，相対危険度というよりもオッズ比のような関連性の指標に近くなります。したがってリスク比がオッズ比に近似すると解釈した方が適切です。

●前向き研究の特徴

- 実施に手間と時間がかかる。
- 因果関係の検証が可能。
- 主として検証型研究に用いられる。
- コホート研究が代表例。

※コホート：共通した因子を持ち，時間を追って観察される集団

3）　後ろ向き研究（retrospective study）

ある時点から過去にさかのぼってデータを観測する研究法です。

統計学的な意味の後向きとは，時間に関して後向きというよりも因果関係の方向に関して後向きということであり，結果を固定しておき，過去にさかのぼって原因を調べるということです。そのため過去にさかのぼってデータを観測しても，原因と結果を固定せずに観測すれば統計学的には後ろ向き研究ではなく横断的研究になります。

このデザインでは，原因と結果の分割表において結果無の例数 $(a+c)$ と結果有の例数 $(b+d)$ を指定し，それらの群について過去にさかのぼって原因の有無を調べて a，b，c，d を観測します。ただし因果関係の検証はできないので，原因と結果はあくまでも想定したもの，または便宜的なものになります。そして結果は変動せずに原因だけが変動し，結果から原因を探ることが中心になります。

	疾患：無	疾患：有	計
危険因子：無	40（80%）	20（40%）	60（60%）
危険因子：有	10（20%）	30（60%）	40（40%）
計	**50（100%）**	**50（100%）**	100（100%）

このデザインでは $(a+c)$ を分母にして a と c の割合を計算し，$(b+d)$ を分母にして b と d の割合を計算します。そして $(a+c)$ と $(b+d)$ の例数を研究者が任意に指定できるため，危険因子の出現率と疾患の有病率，そして疾患の

発症率と相対危険度と疾患オッズを任意の値にすることが可能です。そのため，このデザインではそれらの値は定義できません。代わりに次のような値が定義できます。

$$\text{疾患有群における危険因子オッズ：}\ O_d = \frac{d}{b} = \frac{30}{20} = 1.5$$

$$\text{疾患無群における危険因子オッズ：}\ O_c = \frac{c}{a} = \frac{10}{40} = 0.25$$

$$\text{オッズ比：}\ OR = \frac{O_d}{O_c} = \frac{d/b}{c/a} = \frac{ad}{bc} = \frac{30 \times 40}{10 \times 20} = 6$$

この場合のオッズ比は危険因子オッズの比ですが，結果的に前向き研究の疾患オッズの比と一致します。そのため前向き研究と同様に，オッズ比を危険因子の有無と疾患の有無の間の関連性を表す指標と解釈することができます。そして疾患の発症率が小さい時は，オッズ比をリスク比の近似値として解釈することができます。

●後ろ向き研究の特徴

- 心筋梗塞のような稀な疾患の研究に適している。
- 因果関係の検証はできない。
- 主として探索型研究に用いられる。
- 稀な疾患では検証型研究に用いられることもある。
- 症例対照研究が代表例。

(2) 実験的研究（experimental study）

研究者が直接的に介入し，結果に影響を及ぼす要因を管理して行う研究法です。実験的研究は必ず原因の有無を指定して結果の有無を観測するため，デザイン的には前向き研究と同じになります。

医学分野で行う臨床試験は実験的研究に相当するものが多く，臨床研究は観測的研究に相当するものが多いようです。

また臨床試験では全ての要因を管理することが不可能な場合が多く，そのために「**無作為化比較対照試験**（**RCT**：Randomized Contorlled Trial)」という試験法が考案されています。これは被験者を無作為に原因無群——例えば薬剤を投与しない対照群と，原因有群——例えば薬剤を投与した薬剤投与群に分け，結果に影響を及ぼす背景因子などの要因を均等にして結果を比較する試験法です。

さらに「薬剤を飲んだ」ということによる心理的な効果である「プラセボ効果」を均等にするために，見かけは目的の薬剤と同じで，薬効成分が含まれていない「プラセボ（偽薬）」を対照群に投与し，各被験者がどちらの群に属するのかわからないように，被験者と評価者にブラインドをかける「**二重盲検法**（Double Blind Method）」という厳密な試験法も考案されています。

現在の新薬の許可基準では，この二重盲検法による臨床試験で新薬の有用性を検証することが事実上の必須条件になっています。

●実験的研究の特徴

- 実施に手間と時間がかかる。
- 因果関係の検証が可能。
- 主として検証型研究に用いられる。
- 基礎実験や動物実験が代表例。

2.3　データの種類

2.3.1　尺度によるデータの分類

統計学で取り扱うデータを表計算ソフトにインプットする時は，次のように縦に症例，横に項目という形式にすることが多いと思います。

＜サンプルデータ＞

	A	B	C	D	E	F	G	H	I	J
1	年齢	喫煙（0:無 1:有）	家族歴（0:無 1:有）	検査スコア1	検査スコア2	検査値1	検査値2	検査値3	重症度指標	疾患（0:無 1:有）
2	28	0	1	4	2	2.65	0.76	1.0	1.0	1
3	74	0	0	8	0	2.94	1.98	3.0	0.0	0
4	44	1	0	3	0	4.78	1.82	6.0	12.0	1
5	57	0	0	1	0	7.30	5.59	0.0	0.0	0
6	81	1	0	8	1	5.30	11.97	6.0	16.0	1
7	53	0	0	2	0	6.34	2.78	3.0	0.5	0
8	73	0	0	4	1	5.10	3.67	2.0	1.0	1
9	58	0	0	6	1	2.92	0.09	0.0	0.0	0
10	46	0	0	7	0	4.35	0.05	0.0	0.5	0

これらのデータは大雑把に言って測ったものと数えたものに大別でき，さらに「**尺度**（scale）」によって次図のように分類できます。尺度とは，データが表している情報の性質によってデータを分類する基準のことです。

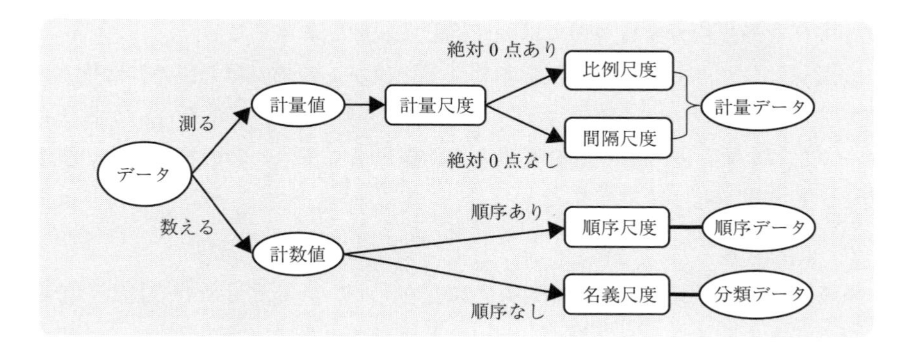

(1) 計量値（計量尺度）

身長160cm，体重60kgというように測る性質のデータのことで，「**計量尺度**（metric scale）のデータ」または「**計量データ**」といいます。最も一般的なデータで，単に「データ」といえばたいていはこのデータを意味します。

このデータはデータが具体的な連続した数値で与えられ，数値と数値の間隔が等しいため四則演算が可能です。そして絶対0点があるかないかによって，「**比例尺度**（ratio scale）」と「**間隔尺度**（interval scale）」に細分できます。

1) 比例尺度

体重や濃度のように絶対0点が存在する計量データで，実際の研究現場では最も一般的なデータです。このデータはデータとデータの間に比例関係があり，比が意味を持ちます。そしてたいていは，データの値が大きくなるほど変動も大きくなるという性質があります。

- 例……サンプルデータの年齢，検査値1～3，重症度指標
- 主な要約値……平均値，幾何平均値，標準偏差，変動係数

幾何平均値：$m^* = (x_1 \times \cdots\cdots \times x_i \times \cdots\cdots \times x_n)^{1/n} = \left(\prod_{i=1}^{n} x_i\right)^{1/n}$

$$\log(m^*) = \frac{1}{n}\sum_{i=1}^{n}\log(x_i)$$

変動係数：$CV = \dfrac{SD}{m}$

幾何平均値は，対数変換したデータの平均値を指数変換して元の単位に戻したものに相当します。これはデータが対数正規分布する時に重要な要約値にな

ります。対数正規分布については後で詳しく説明します。

変動係数は標準偏差を平均値で割り，平均値が1の時の標準偏差に変換した値です。これはデータの値が大きくなるほど変動も大きくなるという性質のデータについて，バラツキ具合を表す要約値になります。この指標についても後で詳しく説明します。

2）　間隔尺度

ある点からの距離のように絶対0点が存在しない計量データで，統計学で取り扱う最も一般的なデータです。データとデータの間に比例関係はなく，差が意味を持ちます。そしてたいていは，データの値とは無関係に変動は一定という性質があります。

- 例……サンプルデータの年齢，検査値1～3，重症度指標
- 主な要約値……平均値，標準偏差

実際の研究現場では比例尺度と間隔尺度を厳密には区別せず，どちらも計量尺度として取り扱うのが普通です。

(2) 計数値

男10人・女15人のように数える性質のデータで，対象の属性をいくつかのカテゴリーに分類して，各カテゴリーに属する例数を数えます。このデータはカテゴリー間に順序が付けられるかどうかで，「**順序尺度**（ranking scale)」と「**名義尺度**（nominal scale)」に細分できます。

1）　順序尺度

重症・中等症・軽症・無症状といった疾患の重症度のように，カテゴリー間に実質科学的な順序が付けられる計数データで，「**順序尺度のデータ**」または「**順序データ**」といいます。

このデータは，原則として軽症＋中等症＝重症というような四則演算を行うことはできません。そのためデータそのものではなく，データに順位を付け，その順位を用いて色々な統計計算を行います。

- 例……サンプルデータの検査スコア1と2
- 主な要約値……順位和，順位平均，中央値（データを小さい順に並べた時の中央の値）

$$順位和：T_r = \sum_{i=1}^{n} i = \frac{n(n+1)}{2}$$

$$順位平均：m_r = \frac{T_r}{n} = \frac{n+1}{2}$$

順位和と順位平均は，ノンパラメトリック手法で重要な役目をする要約値です。

2）名義尺度

疾患の有・無，男・女のようにカテゴリー間に実質科学的な順序が付けられない計数データで，「**名義尺度のデータ**」または「**分類データ**」といいます。

このデータは男＋女＝恋愛というような四則演算を行うことができないだけでなく，データに順位を付けることさえできません。そのためデータの度数（例数）に注目し，それを用いて色々な統計計算を行います。また順序が付けられても，2分類しかなければ実際上は名義尺度として扱います。

- 例……サンプルデータの喫煙，家族歴，疾患
- 主な要約値……度数，割合，最頻値（度数が最も多いデータ）

割合：$p = \frac{f}{n}$（f：度数　n：全例数）

有＝1，無＝0と数値を割り当てると：$m = \frac{1}{n}\sum_{i=1}^{n} x_i = \frac{f_+}{n} = p_+$

→ この時の平均値は有の割合 p_+ になる（f_+：有の度数）

上記のように，割合は分類データの平均値に相当します。

2.3.2 標本集団の数によるデータの分類

データは，データ間に対応があるかないかによっても分類することができます。

「**対応のあるデータ**」とは，お互いに共通の基盤があるデータのことです。例えば同じ被験者から同時または時期を変えて2つ以上のデータが得られた時，これらのデータは対応のあるデータになります。

それに対して「**対応のないデータ**」とは，お互いに共通の基盤がないデータのことです。例えば被験者1と被験者2から同一項目のデータが得られた時，

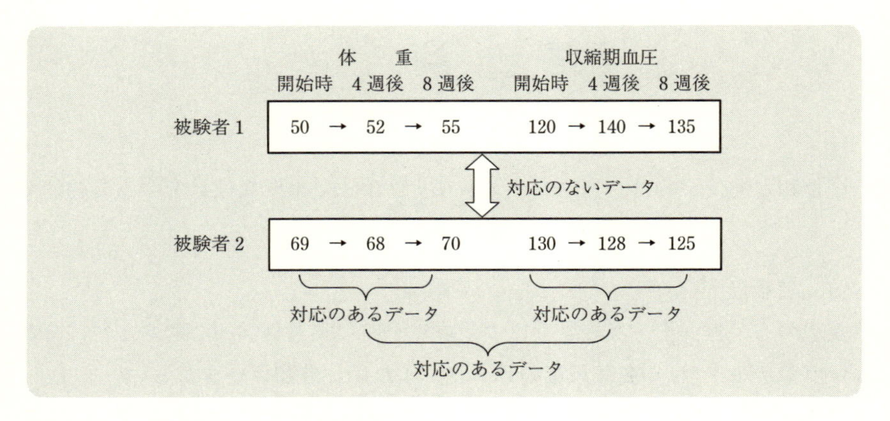

これらは対応のないデータになります。

統計学上は対応のあるデータには相関関係があり，対応のないデータには相関関係がない，つまり独立であると考えます。データに対応があるかないかと，そのデータが得られた標本集団の数によってデータを分類すると次のようになります。

(1) 1標本

100名の標本集団について体重を測定した時のように，1つの標本集団から得られた1種類のデータのことです。最も基本的なデータです。

(2) 多標本

2標本以上では,データに対応があるかないかで取り扱い方法が変わります。

1)　対応のあるデータ

100名の高血圧患者について，薬剤投与前と投与後に測定した収縮期血圧とか，薬剤投与前の収縮期血圧と拡張期血圧のように，同一の被験者について得られた2種類以上のデータのことです。

原則として，同一項目について時期を変えて得られた2つのデータは差や比を求め，3つ以上のデータは平均値を求め，1標本に還元して取り扱います。また同時に得られた2項目のデータは，相関分析や回帰分析によって項目間の関係を要約します。

2)　対応のないデータ

100名の高血圧患者と100名の健常者について測定した血圧のように，2つ以上の独立な標本集団から得られた2種類以上のデータのことです。

原則として，2つ以上の標本集団から得られた同一項目のデータは要約値を比較します。

2.3.3 データの尺度と標本の数に対応した統計手法

データの尺度と標本集団の数に応じて様々な統計手法が開発されていて，それらをまとめると次表のようになります。太字で表した統計手法は医学分野でよく用いられるものです。

	1標本	対応のある2標本	対応のない2標本	対応のある多標本	対応のない多標本
計量尺度	**1標本 t 検定**	**対応のある t 検定（1標本 t 検定）** **相関分析** **回帰分析**	**対応のない t 検定（2標本 t 検定）**	二元配置分散分析 多変量解析 時系列解析	**一元配置分散分析** 多変量解析
順序尺度	**ウィルコクソンの1標本検定**	**ウィルコクソンの符号付き順位検定（ウィルコクソンの1標本検定）** スペアマンの順位相関係数	**ウィルコクソンの順位和検定（ウィルコクソンの2標本検定，マン・ホイットニィの U 検定）**	フリードマンの検定 拡張マンテル検定・一般化拡張マンテル検定	**クリスカル・ウォーリスの H 検定**
名義尺度	**二項検定** χ^2 検定	**符号検定** マクネマーの検定 4分点相関係数	**フィッシャーの正確検定** **χ^2 検定** マンテル・ヘンツェルの検定	コクランの Q 検定 多変量解析 生存時間解析（生命表解析）	**χ^2 検定** 多変量解析

2.4 研究デザインと統計手法

2.4.1 科学的研究の目的と流れ

科学的研究の目的は科学法則の発見と確立です。そしてその流れを，ボイル・シャルルの法則を例にして模式図にすると次のようになります。

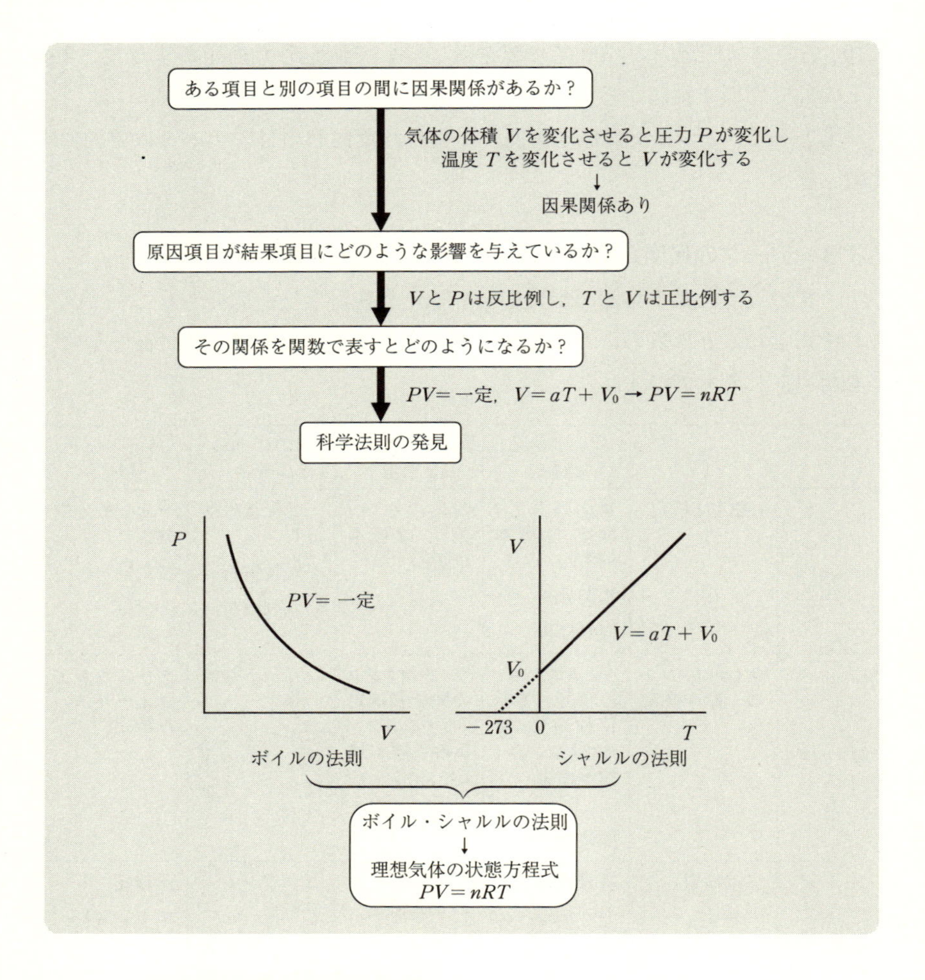

2.4.2　科学的研究の流れと統計手法

医学・薬学分野の研究も科学的研究のひとつですから，その目的は科学法則の発見と確立です。そしてその流れに応じて研究デザインを使い分け，研究デザインに応じて統計手法を使い分ける必要があります。

(1)　探索型研究段階

まず最初に，探索型研究によって関係のありそうな項目を探索します。これは第 1 節で説明した W 型解決法における調査・観測段階に相当します。

この探索型研究段階では主として横断的研究デザインを用い，得られたデータに相関分析系の統計手法を適用して2つの項目の間の相関性を要約します。なお「**相関性**」と「**因果関係**」は異なる概念ですから注意が必要です。

- 相関性……相互関連性のことで，2つのデータがお互いに影響を与え合っている状態
  2つのデータの間の因果関係の有無や方向がわからない時，つまりどちらが原因でどちらが結果かわからない時に，2つの項目の間の現象論的な関係を表すこともある。
- 因果関係……一方のデータが原因になり，もう一方のデータに結果として影響を与えている状態
- 相関係数……2つのデータの直線的な大小関係が一致している程度を表す指標

横断的研究によって2つの項目の間の相関性を検討

どちらの項目にも誤差変動がある時は相関分析を適用し
2つの項目の間の相関性を相関係数によって要約

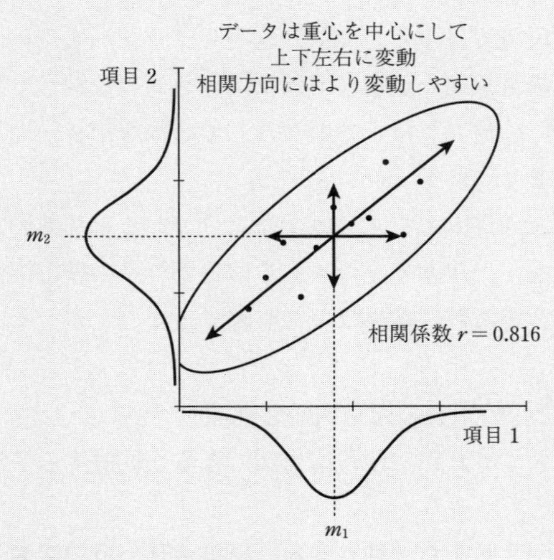

図 2.1　横断的研究における2項目のデータ

相関性の指標として用いることが可能。相関係数を求め，それがどの程度信頼できるか検討する手法を**相関分析**という。

相関分析は２つのデータのどちらにも誤差変動がある時，つまり横断的研究で得られたデータを解析するための手法。

(2) 仮説設定段階

相関性のある項目が見つかったら，因果関係の有無と方向を検討して仮説を設定します。これはＷ型解決法における理論構築・仮説設定段階に相当します。この作業は統計学に基いて行うのではなく，実質科学的な理論や知見に基いて行います。

＜例＞

- **図 2.1** の項目１が薬剤の用量で，項目２が薬剤効果の指標の時
  - → 薬理学的知見に基づいて，「薬剤の用量が多いほど薬効が強くなる」という仮説が設定できる。

(3) 検証型研究段階

仮説を設定したら，その仮説を検証するために検証型試験を行います。これはＷ型解決法における実験・試験段階に相当します。

この検証型研究段階では主として前向き研究デザインを用い，得られたデータに回帰分析系の統計手法を適用して因果関係を適当な関数で要約します。通常，医学・薬学分野の研究ではその関数として直線を用い，因果関係を回帰直線によって要約します。

図 2.2 のように，回帰直線を求める手法だけでなく平均値の差の検定も，順位平均の差の検定も，出現率の差の検定も回帰分析系の統計手法です。そのためこれらの手法から得られる結果は全て直線で表すことができ，それは科学法則を関数で表したものに相当します。

- 回帰直線……２つの項目の因果関係を直線で近似したもの

  回帰直線を求め，それがどの程度信頼できるか検討する手法を**回帰分析**という。

  原因項目を**説明変数**または**独立変数**，結果項目を**目的変数**または**従属変数**という。

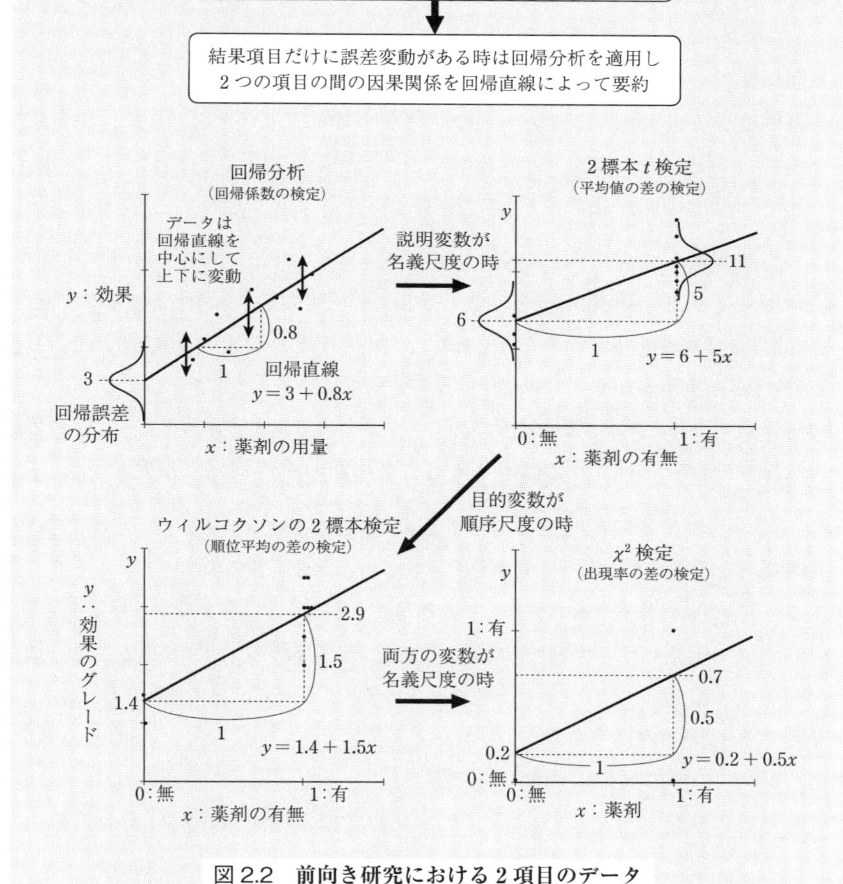

図 2.2　前向き研究における２項目のデータ

※図 2.2 の右下のグラフを右回りに 90 度回転して表にすると前向き研究の 2×2 分割表になる

	効果：無	効果：有	計
薬剤：無	40（80%）	10（20%）	**50（100%）**
薬剤：有	15（30%）	35（70%）	**50（100%）**
計	55（55%）	45（45%）	100（100%）

回帰分析は説明変数には誤差変動がなく（研究者が任意の値を指定するため），目的変数にだけ誤差変動がある時，つまり前向き研究で得られたデータを解析するための手法。

- 回帰係数……回帰直線の傾き

説明変数が1増加した時，目的変数が平均的にいくつ変化するかを表す値。

回帰分析では回帰係数の推定と検定を行うことができる。

1）　説明変数が名義尺度の時

説明変数：薬剤の用量，目的変数：効果 → 説明変数：薬剤の有無にする

回帰直線：薬剤無群の効果の平均値と，薬剤有群の効果の平均値を通る直線

定数：薬剤無群の効果の平均値

回帰係数：2群の効果の平均値の差

回帰係数の推定と検定：**2標本 t 検定（平均値の差の検定と推定）**

2）　説明変数が名義尺度，目的変数が順序尺度の時

説明変数：薬剤の有無，目的変数：効果 → 目的変数：効果のグレード（著効・有効・やや有効・無効等）にする

回帰直線：薬剤無群の効果の順位平均と，薬剤有群の効果の順位平均を通る直線

定数：薬剤無群の効果の順位平均

回帰係数：2群の効果の順位平均の差

回帰係数の推定と検定：**ウィルコクソンの2標本検定（順位平均の差の検定と推定）**

3）　説明変数が名義尺度，目的変数も名義尺度の時

説明変数：薬剤の有無，目的変数：効果 → 目的変数：効果の有無にする

回帰直線：薬剤無群の有効率（効果有の出現率）と，薬剤有群の有効率を通る直線

定数：薬剤無群の有効率

回帰係数：2群の有効率の差

回帰係数の推定と検定：**χ^2 検定（出現率の差の検定と推定）**

1標本の場合は基準値と比較するため，回帰直線の定数項が誤差変動のない定数になります。

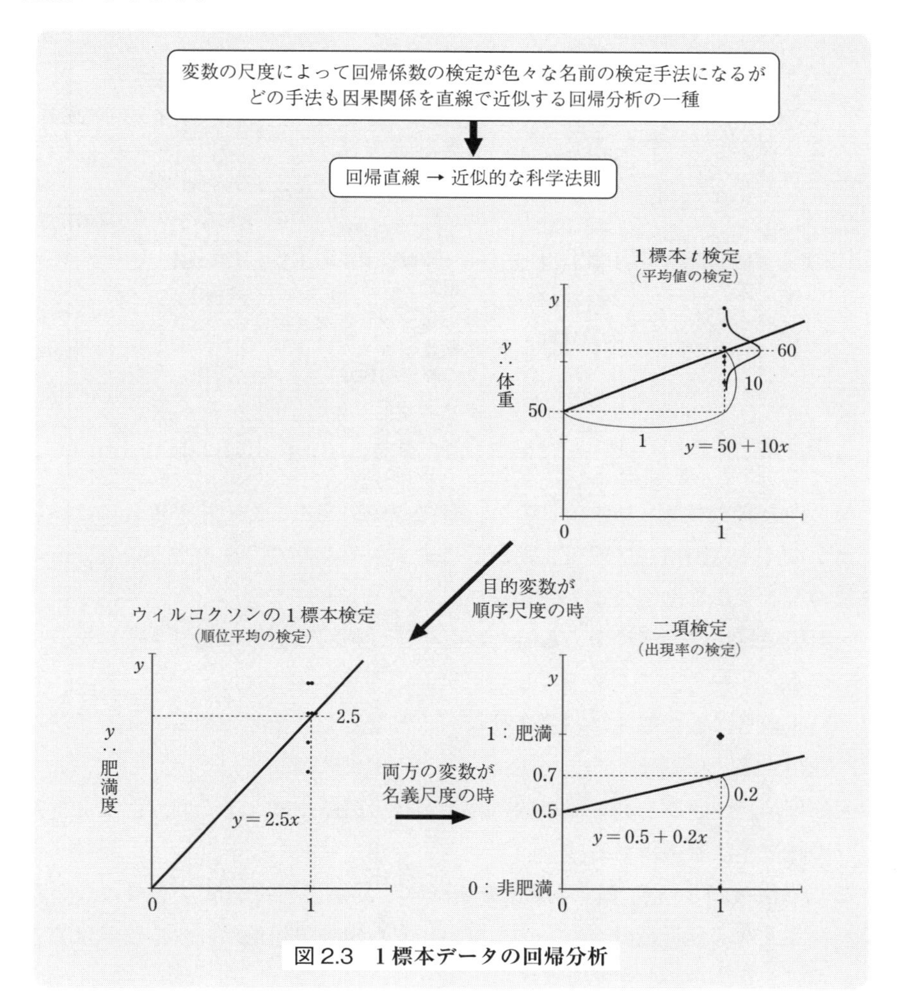

図 2.3　1標本データの回帰分析

2.4.3 変数の尺度に対応した回帰分析系の統計手法

変数の尺度に対応した回帰分析系の統計手法をまとめると，次表のようになります。

		目的変数 Y (誤差変動あり)		
		計量尺度	順序尺度	名義尺度
説明変数 X (誤差変動なし)	計量尺度	**回帰分析**	(回帰分析) (ロジスティック回帰分析)	コクラン・アーミテージの傾向検定 **ロジスティック回帰分析**
	順序尺度	回帰分析	(回帰分析) (ロジスティック回帰分析)	コクラン・アーミテージの傾向検定 **ロジスティック回帰分析**
	名義尺度	**1標本 t 検定** **2標本 t 検定** **分散分析**	**ウィルコクソンの1標本検定** **ウィルコクソンの2標本検定（ウィルコクソンの順位和検定）** **クリスカル・ウォーリスの H 検定**	**二項検定** **χ^2 検定**

後ろ向き研究では，結果項目の値を研究者が指定するため結果項目には誤差変動がなく，原因項目に誤差変動が生じます。そのため，次のような考え方で各種の統計手法を適用します。

- 原因項目に誤差変動がある時の統計手法（**判別分析**系の統計手法）を適用する
- 結果項目にも擬似的に誤差変動があると考えて，相関分析系の統計手法を適用する
- 原因項目の誤差変動を擬似的に結果項目の誤差変動と考えて，回帰分析系の統計手法を適用する。

ただし後ろ向き研究は因果関係を検証するための研究デザインではないため，たとえ回帰分析系の統計手法を適用しても因果関係を検証することはできない点に注意する必要があります。

第3章
統計学の落とし穴

第3章　統計学の落とし穴

3.1 パラメトリック手法とノンパラメトリック手法

3.1.1 パラメトリック手法とノンパラメトリック手法の特徴

推測統計学では，母集団のデータが特定の分布――例えば正規分布――をしているという前提で母集団の要約値つまり母数を推測するのが普通です。そのためデータの分布状態を的確に反映する要約値――例えば平均値――を用います。このような統計手法のことを「**パラメトリック手法**（parametric procedure)」といいます。「パラメトリック」とは「母数（パラメーター）に依存している」という意味です。

それに対して母集団のデータが特定の分布をしているという前提を置かず，データがどんな分布をしていても値があまり変化しない要約値――例えば中央値――を用いることもあります。このような統計手法のことを「**ノンパラメトリック手法**（non parametric procedure)」または「**分布によらない手法**(distribution-free method)」といいます。

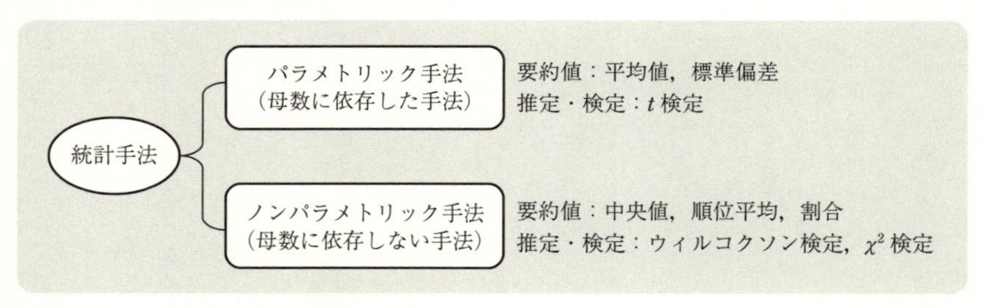

●パラメトリック手法の特徴

- 母集団のデータが特定の分布をしているという前提を置く。
  例：t 検定……母集団のデータが近似的に正規分布する。
- 要約値がデータの分布状態を反映する→分布状態によって要約値の値が変化する。
  例：平均値……全データの重心を表すため，飛び離れたデータも反映する。
- 結果の精度が高い。

- 結果の普遍化が容易。
  「標本集団のデータは特定の分布をする母集団から抽出されたものである」と仮定して計算するため，結果の外挿がある程度可能で普遍化しやすい。

●ノンパラメトリック手法の特徴

- 母集団のデータがどんな分布をしていても良い。
  例：順位検定……母集団のデータに順位さえ付けられれば適用可能。
- 要約値がデータの分布状態を反映しにくい → 分布状態によって要約値の値が変化しにくい。
  例：中央値……全データの中央の値を表すため，分布の両端のデータは反映しない。
- 結果の精度が低い。
- 結果の普遍化は困難。
  母集団について特定の仮定をせず，標本集団のデータに基づいて計算するため，結果の外挿が不可能で結果を普遍化しにくい。

3.1.2　ノンパラメトリック手法の落とし穴

統計学の解説書などに，

「データが正規分布しない時はノンパラメトリック手法を適用しなければならない」

とか，

「データ数が少ない時はノンパラメトリック手法を適用しなければならない」

などということがよく書かれています。しかしこれは**データや要約値に関する実質科学的な考察を無視した乱暴な言葉ですから，こんな言葉を鵜呑にしてはいけません。**

●理由1：中央値の場合

図3.1の左のグラフのように，ある集団の中に血圧が正常範囲の正常者（大多数）と，血圧が少し高めの軽症高血圧患者（少数），血圧がもう少し高めの中症高血圧患者（かなり少数），血圧がかなり高めの重症高血圧患者（非常に少数）が含まれていたとします。

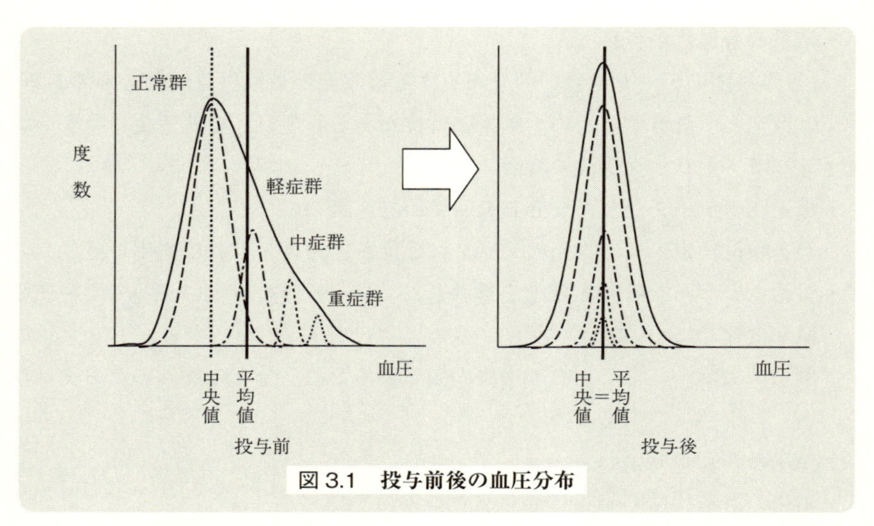

図 3.1　投与前後の血圧分布

この集団に降圧剤を投与したところ，高血圧患者だけ血圧が低下して図 3.1 の右のグラフのようになったとします。この時，投与前後で大多数の正常者は血圧が変化しないため，平均値は低下するものの中央値は低下しません。

この場合，医学的に考えて血圧は低下した，つまり降圧剤の効果があったと見るべきなのでしょうか，それとも血圧は低下していない，つまり降圧剤の効果はなかったと見るべきなのでしょうか？　言葉を変えれば医学的に有意義な要約値は平均値でしょうか，それとも中央値でしょうか？

これについて，数学者と医学研究者で次のように見解が異なったとします。この場合，どちらの見解が医学的に妥当かといえば，やはり医学研究者の見解でしょう。

- 数学者の見解……**中央値が変化していないから降圧剤の効果はなかった。**
  図 3.1 の左側の全体の分布を見ると，集団のデータは正規分布していない。このような場合は，分布状態に対して不変性——値が変わらない性質——がある中央値の方が平均値よりも数学的に意義があるから，要約値として中央値を採用。
- 医学研究者の見解……**平均値が低下したから降圧剤の効果があった。**
  図 3.1 の左側の全体の分布を見ると，集団の中に血圧の高い人が少し含まれているようだ。このような場合は，分布状態の変化を反映する平均値の

方が中央値よりも医学的に意義があるから，要約値として平均値を採用。

●理由 2：順位検定の場合

代表的なノンパラメトリック手法であるウィルコクソンの 2 標本検定は，データに順位を付けて，平均値の代わりに順位平均を利用する手法です。そのため t 検定の代わりにウィルコクソンの 2 標本検定を適用したということは，平均値の代わりに順位平均を評価指標にしたことに他なりません。そして平均値と順位平均は別々の情報を要約した値ですから，結果が矛盾する時があります。

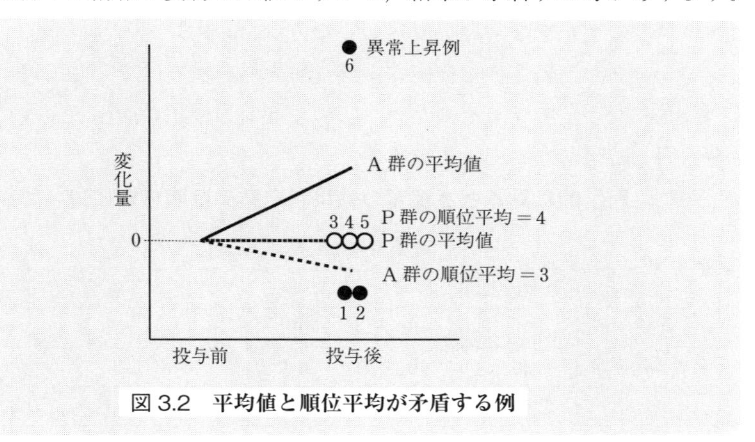

図 3.2　平均値と順位平均が矛盾する例

例えば A 剤と P 剤を比較する試験で，**図 3.2** のように薬剤投与後に P 群は検査値が全く変わらず，変化量平均値は 0 だったのに対して，A 群は 1 例だけ副作用で異常上昇し，他の症例はわずかに低下して変化量平均値が正の値になったとします。

この時，データに順位を付けて順位平均を求めると，P 群の順位平均が 4 であるのに対して A 群の順位平均は 3 になり，P 群よりも小さくなります。その結果，平均値を評価指標にして t 検定を適用した時は A 群は P 群よりも上昇したと評価されるのに対して，順位平均を評価指標にしてウィルコクソンの 2 標本検定を適用すると A 群は P 群よりも低下したと評価され，結果が矛盾してしまいます。つまりウィルコクソンの 2 標本検定では，異常上昇した副作用が見逃されてしまうのです。

このことからウィルコクソンの 2 標本検定のような順位検定は，データの実測値には実質科学的な意義がなく，データの順位だけが実質科学的な意義を持ち，要約値として順位平均を用いる時に適用すべき手法であることがわかると思います。

データの実測値ではなく順位だけが実質科学的な意義を持つデータは，最初から順位として定義されたデータ，つまり順序尺度のデータ以外に普通は有り得ません。そして場合によっては，順序尺度のデータを計量尺度扱いした方が良い時さえあります。

<順序尺度のデータを計量尺度扱いした方が良い例>

ウィルコクソンの2標本検定は，外れ値を外れ値ではなくして解析するために開発された手法です。そのため，次のような2種類の順序データに適用すると全く同じ結果になってしまいます。

しかし，**医学的に見ると2種類の効果判定結果は明らかに違っています！**

<薬剤の効果判定 -1 >

群	著明改善	改善	不変	悪化	著明悪化	計
薬剤1投与群	0	40	40	0	0	80
薬剤2投与群	40	0	0	40	0	80
計	40	40	40	40	0	160

- Wilcoxonの順位和検定（2標本検定，Mann-WhitneyのU検定）
  正規分布$z=0$　有意確率$p=1$

<薬剤の効果判定 -2 >

群	著明改善	改善	不変	悪化	著明悪化	計
薬剤1投与群	0	40	40	0	0	80
薬剤2投与群	40	0	0	0	40	80
計	40	40	40	0	40	160

- Wilcoxonの順位和検定（2標本検定，Mann-WhitneyのU検定）
  正規分布$z=0$　有意確率$p=1$

このような時は著明改善を1，改善を2，不変を3，悪化を4，著明悪化を5と数量化し，計量尺度のデータ扱いして対応のないt検定を適用します。すると次のような結果になります。**医学的に見ると，こちらの検定結果の方が断然合理的です。**

- 薬剤の効果判定-1
  薬剤1投与群：平均値＝2.5　標準偏差＝0.5　標準誤差＝0.06
  薬剤2投与群：平均値＝2.5　標準偏差＝1.5　標準誤差＝0.17
  対応のない t 検定（平均値の差の検定）：$t_o = 0$　$p = 1$
- 薬剤の効果判定-2
  薬剤1投与群：平均値＝2.5　標準偏差＝0.5　標準誤差＝0.06
  薬剤2投与群：平均値＝3.0　標準偏差＝2.0　標準誤差＝0.23
  対応のない t 検定（平均値の差の検定）：$t_o = 2$　$p = 0.0338$*

●理由3：正規分布について

正規分布はちょうど理想気体のような理想分布であり，厳密に正規分布するデータは現実には存在しません。

物理学や化学で理想気体を利用する時，理想気体は現実には存在しないことをわかった上で現実の気体を近似的に理想気体とみなす，つまり現実の気体を理想気体でモデル化します。それによって理想気体の状態方程式（ボイル・シャルルの法則）を当てはめることができるようになり，色々な条件下での結果を求めることができます。そして現実の気体が理想気体からどの程度ずれているかを考慮して結果を解釈し，その結果を現実の気体に適用します。

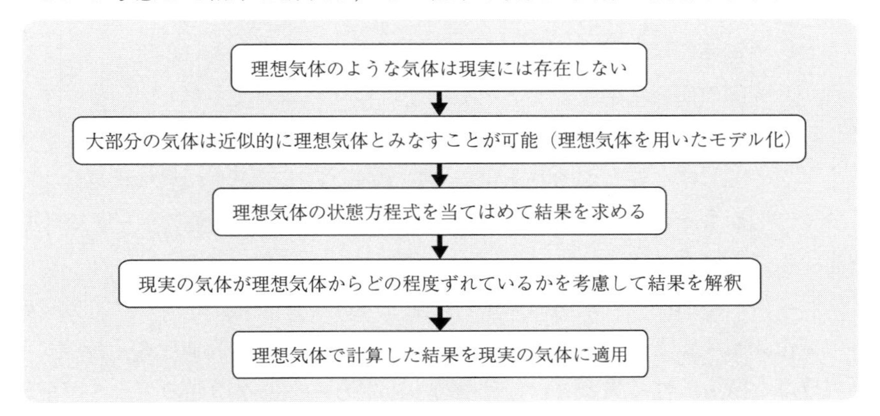

それと同様に，正規分布するデータは現実には存在しないことをわかった上で現実のデータを近似的に正規分布しているとみなす，つまり現実のデータの分布を正規分布でモデル化します。それによって正規分布の性質を利用するこ

とができるようになり，正規分布に基づいた推定や検定を行うことができます。そして現実のデータが正規分布からどの程度ずれているかを考慮して結果を解釈し，その結果を現実のデータに適用します。

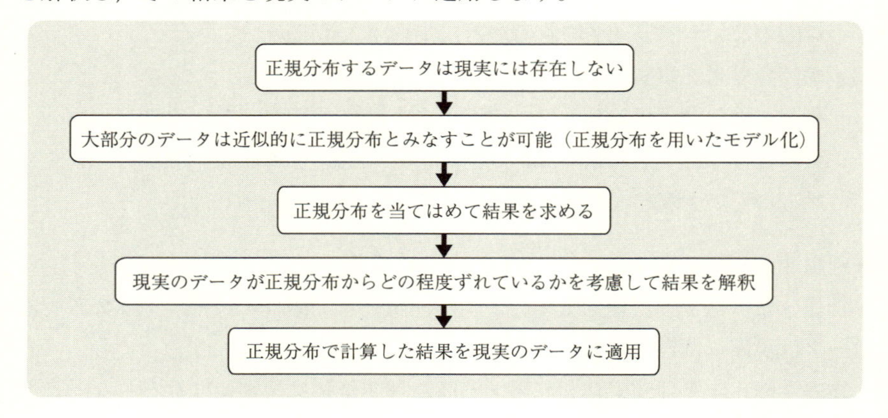

●理由4：検定に必要な正規性

検定に必要な正規性は「残差の正規性」または「検定誤差の正規性」です。これは例えば図3.1の投与前において，正常群，軽症高血圧群，中症高血圧群，重症高血圧群の血圧平均値を比較する時，これら4群ごとにデータが正規分布しているということであり，4群を合わせた全体のデータが正規分布しているということではありません。

しかし実際の研究現場でデータが正規分布しているかどうかをチェックする時，往々にして4群を合わせた全体のデータが正規分布しているかどうかをチェックしてしまうことがあります。もし4群のデータがそれぞれ正規分布していて，しかもそれぞれの群の平均値が異なっていれば，全体のデータが正規分布することは有り得ません。

またこの同じ血圧データを高血圧の重症度ではなく性で2群に分け，男女の平均値を比較するということもよく行います。その場合，高血圧の重症度で4群に分けた時も，性で男と女に分けた時も，どちらも個々の群のデータが正規分布するということはほとんど有り得ないでしょう。

以上のことから，統計手法を決定するのは要約値の種類であり，要約値を決定する最も重要な要因は，データの分布状態に関する数学的な判断ではなく，あくまでも要約値に関する実質科学的な判断であることがわかると思います。

3.2 対数変換

3.2.1 対数正規分布

元のデータを対数変換したデータが正規分布する時，元のデータの分布のことを「**対数正規分布**（lognormal distribution）」または「**ジブラ分布**（Gibrat's distribution）」といいます。

例えば一般的な会社における社員の給与分布を描くと，だいたい図 3.3 のようになります。これは給与を横軸に，人数（度数）を縦軸にしてグラフ化したもので，近似的に対数正規分布になります。

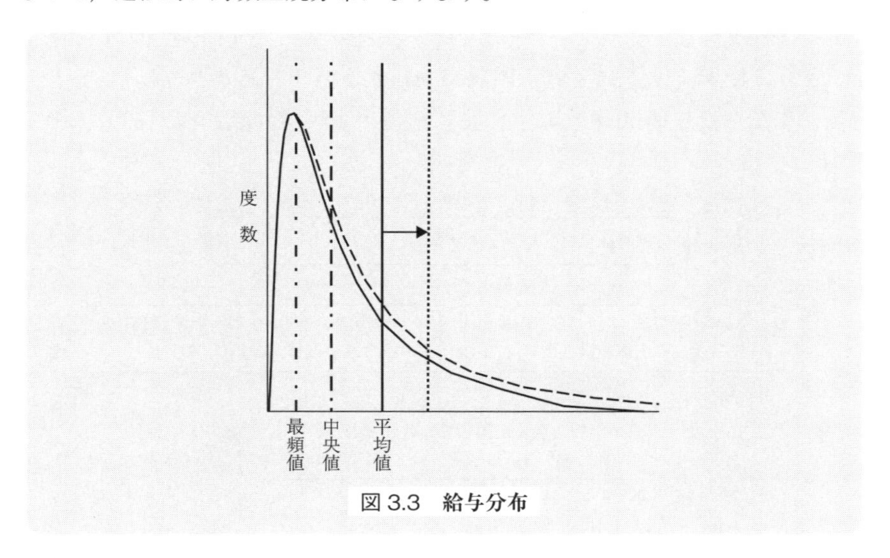

図 3.3　給与分布

給与分布が近似的に対数正規分布する理由は色々ありますが，全社員一律の賃上げ率も理由のひとつです。

例えば最初は給与分布が正規分布に近い状態で，全社員一律に 5% の賃上げをしたとします。そうすると実際の賃上げ金額は元の給与が高い社員ほど高くなり，賃上げ後の給与分布は図 3.3 の破線のように元の分布よりも右裾が広くなります。その結果，賃上げ後の給与分布は対数正規分布に近づくわけです。

3.2.2　対数変換の意味

医学・薬学分野で扱うデータのうち，物質の濃度が関係するデータは対数正規性が顕著になります。そのため薬理学では，薬物の用量を対数変換した対数用量 $y=\log(\text{用量})$ を用量データとして用いるのが常識になっています。

これは，多くの薬物は対数用量と薬理反応が正比例することが多く，その結果として LD_{50} などの用量データが対数正規性を持つからです。このようなデータは対数変換してから平均値などを計算し，それを要約値として用いるのが理にかなっています。

しかしデータの分布が対数正規分布に似ているからといって，無闇に対数変換をしてはいけません。対数変換したデータは普通のデータとは意味が異なるため，実質科学的な解釈が難しいからです。

例えば常用対数で変換したデータが，薬剤投与前後で「1」増加したとします。これは投与前後でデータが10倍になったということですから，もし投与前値が1なら投与後は10になり，投与前値が10なら投与後は100になります。

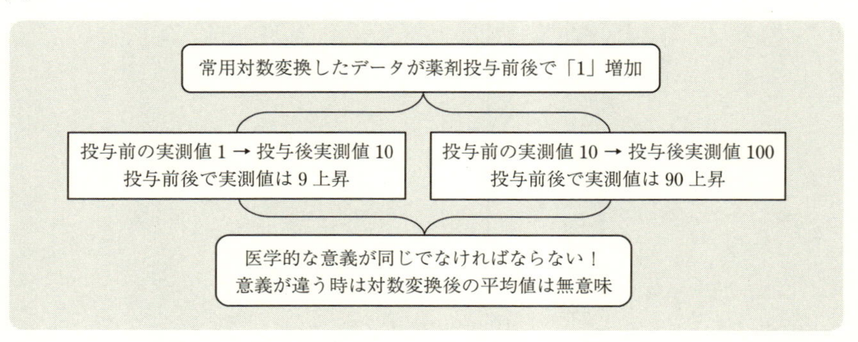

したがって投与前値1のものが9増加して10になることと，投与前値10のものが90増加して100になることが実質科学的に同じ意義を持たない時は，「対数変換したデーが1増加した」ということをまともに解釈することができません。そしてその結果，対数変換したデータの平均値が要約値としての意味を失ってしまいます。

また図3.1の投与前の血圧分布のように，ある集団に多数の正常者，少数の軽症患者，かなり少数の中症患者，非常に少数の重症患者が混ざっていると，全体のデータの分布は右裾が長くなり，見かけ上は対数正規分布のように見えます。

このような時に無闇にデータを対数変換すると，投与後のデータが歪んだ分布になる上，平均値が要約値としての意味を失ってしまいます。したがってこのような時はデータを対数変換せず，そのまま平均値を求める方が合理的です。

以上のことから，データの分布が対数正規分布に似ているからといって，実質科学的な意義を考慮せずに無闇に対数変換をしてはいけないことがわかると思います。

3.3　差と比の使い分け

3.3.1　変化量と変化率

薬剤の投与前後で血圧を測定した時，投与前後の血圧値は対応のある 2 標本データになります。このようなデータを要約をする場合，投与前後の差を計算して変化量にしたり，変化量を投与前値で割って 100 をかけ，変化率にして扱うことが多いと思います。これは対応のある 2 標本データを 1 標本データに還元して扱うことに相当しますが，変化量や変化率がどのような意味を持っているのかあらためて考えてみましょう。

投与前後の差を計算して変化量を求めるのは，個々のデータの変化量を比較したり，変化量の平均値を求めて全体としてどの程度変化したかを要約したりするためです。しかし，もし変化量が前値の影響を受けるとするとどういうことになるでしょうか？

例えば血圧は前値が高いほどよく低下するとします。すると同じように 10 mmHg 低下したとしても，前値が 180 mmHg の時と 140 mmHg の時では意味が違います。つまり低下量が同じ 10 mmHg なら，前値が 140 mmHg の時の方が実質的によく低下したと考えられるわけです。また前値がバラバラの集団なら，低下量の平均値によって全体の低下量を要約するのは非合理になります。

このことから変化量が正当性を持つのは前値が変化量に影響を与えない時，

つまり前値が180 mmHgでも140 mmHgでも同じように10 mmHg低下する時だけだということがわかると思います。このようなデータは間隔尺度のデータになります。

では変化率についてはどうでしょうか？　変化率は前値に対する変化量の率を表すもので，もし前値が100だったら変化量はいくつになるかということを意味する値です。つまり前値がバラバラでは比較しにくいから，無理矢理同じ値にしてしまおうという乱暴な値なのです。

この無理が通るのは前値と変化量が比例する時，つまり前値が10の時1変化するのなら，前値が100の時は10変化するという関係がある時だけです。このようなデータは比例尺度のデータになります。

投与後の実測値を投与前値で割った比や，それに100をかけてパーセントにした値についても，変化率と同様に前値と後値が比例する時だけ正当性を持ちます。

3.3.2　回帰直線を利用した識別法

データを比に変換するか差に変換するかを検討するには，グラフを利用するのが一番便利です。今，X軸（横軸）を前値，Y軸（縦軸）を後値として，ペアになった前後の値をプロットした散布図が図3.4のようになったとします。

通常，前値と後値には相関があるため，データのプロットは直線的に並びま

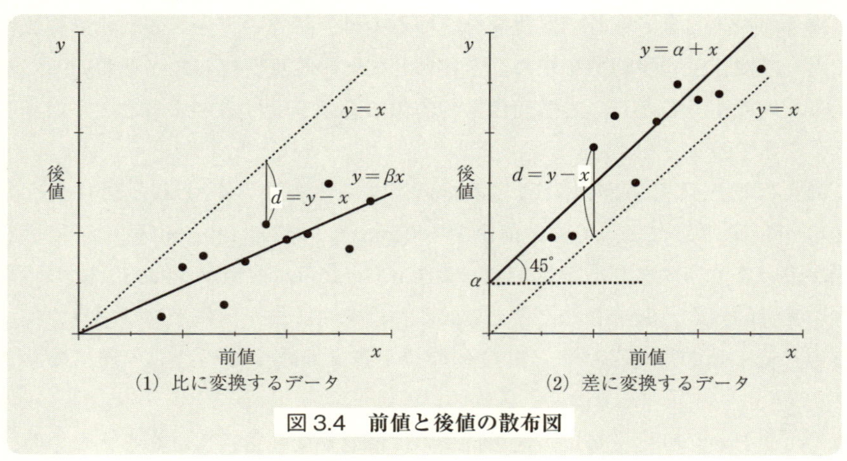

図3.4　前値と後値の散布図

す。そして前値xと後値yの関係は$y=\alpha+\beta x$という関数で近似でき，これを「**回帰直線**（regression line)」といいます。

この時，前値と後値の差を計算する，つまり変化量dを求めるということは，次のような計算をしていることになります。

$$d=y-x=(\alpha+\beta x)-x=\alpha+(\beta-1)x$$

この式から$\beta=1$つまり回帰直線の傾きが45°の時，$d=\alpha$となって変化量dは前値xとは無関係になることがわかります。つまり回帰直線の傾きがほぼ1の時，変化量は前値とは無関係になって正当性を持つわけです。

一方，変化率$d(\%)$を求めるということは，次のような計算をしていることになります。

$$d(\%)=\frac{d}{x}\times 100=\frac{\alpha+(\beta-1)x}{x}\times 100=\left\{\frac{\alpha}{x}+(\beta-1)\right\}\times 100$$

この式から$\alpha=0$つまり回帰直線が原点を通る時，$d(\%)=(\beta-1)\times 100$となって，変化率$d(\%)$は前値$x$とは無関係になることがわかります。つまり回帰直線がほぼ原点を通る時，変化率は前値とは無関係になって正当性を持つわけです。

前値と後値の比rは次のようになり，変化率と同様に$\alpha=0$の時，前値とは無関係になり正当性を持ちます。そして変化率$d(\%)$は比rから1を引いて100をかけたものであることがわかります。

$$r=\frac{y}{x}=\frac{\alpha+\beta x}{x}=\frac{\alpha}{x}+\beta$$

$$d(\%)=\frac{y-x}{x}\times 100=(r-1)\times 100=\left\{\frac{\alpha}{x}+(\beta-1)\right\}\times 100$$

以上のように変化量または変化率を計算する時は，前値と後値の関係を散布図で検討してから適切な方を選択する必要があります。

一般に血圧のように一定の正常域がある臨床検査値は，前値が異常なほどより強く正常な状態に戻ろうとする傾向，いわゆる「初期値の法則」があります。そのため前値が異常値の時は前値と変化量が比例することになり，変化率を求めるのが適切になります。ところが正常域に近いところでは前値とは無関係に変化する傾向が強くなり，変化量の方が適切になります。

はなはだタチの悪いデータですが，このような場合は理解しやすくて危険性が少ない変化量を求めるのが無難でしょう。変化率は前値が小さい時は大きな値になりやすく，誤差が大きくなってしまう危険性があるからです。

※比と割合と率の定義

- 比（ratio）：お互いに相手を含まない別々の値を割ったもの
  分子と分母の値の単位を組み合わせた次元を持ち，値に制限はない。
  例：A/G比（アルブミンをグロブリンで割った値），BMI（体重を身長の平方で割った値）
- 割合（proportion）：分子が分母に含まれる分数
  次元を持たず，0～1の間の値になる。
  例：有効率（有効例数を全例数で割った値），有病率（疾病の患者数を全人口で割った値）
- 率（rate）：単位あたりの変化量
  単位の逆数の次元を持ち，値に制限はない。
  例：変化率（単位量あたりの変化量），反応速度（単位時間あたりの反応量）

3.4 リスク比とリスク差の使い分け

タバコを吸っていると心臓病の発症率が2倍になる時，「タバコは心臓病のリスクファクターであり，相対リスクは2である」などと表現します。そして色々なリスクファクターについて，リスクの程度を表すために図3.5のようなグラフを描くことがよくあります。これは相対リスク（相対危険度）つまりリ

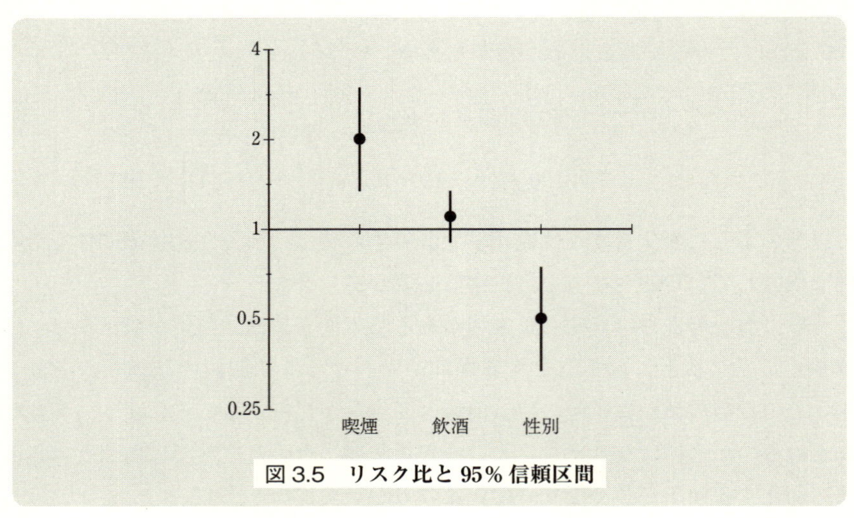

図3.5　リスク比と95％信頼区間

スク比とその95%信頼区間をグラフ化したものであり，黒いプロットがリスク比の値を表し，その上下に引かれた線が95%信頼区間を表します。

一般に，リスクの程度を表すには次のような指標を用います。

- **リスク差**（**絶対危険度**）：危険因子有群の疾患発症率 p_+ と危険因子無群の疾患発症率 p_- の差

$$RD = p_+ - p_-$$

- **リスク比**（**相対危険度**）：危険因子有群の疾患発症率 p_+ と危険因子無群の疾患発症率 p_- の比

$$RR = \frac{p_+}{p_-}$$

- **寄与リスク割合**（**寄与リスク**）：危険因子有群における危険因子による発症例の割合

$$AR\% = \frac{p_+ - p_-}{p_+} \times 100 = \frac{RR - 1}{RR} \times 100$$

リスク比は疾患の発症率が大きいと相対的に小さな値になり，発症率が小さいと相対的に大きな値になりやすい値です。そのためリスクの絶対値が小さい時に，リスクのわずかな差を拡大して検討したい時によく用いられます。

リスクの絶対値つまり疾患の発症率を皮膚感覚で理解している医学研究者は，リスク比を正しく評価できます。しかし**リスクの絶対値を感覚的に理解していない普通の人は，リスク比を正しく評価するのが難しいので注意が必要です。**

例えば心臓病の発症率は非常に小さくて，せいぜい1%程度です。そしてタバコを吸うと発症率が2%程度に上昇するため，タバコのリスク比は2になります。これはたばこを吸っていない人が100人いると，その中の1人だけが心臓病になるところを，その100人全員がタバコを吸うと，心臓病になる人が1人増えて2人になるということです。

そこで医者が正直に「心臓病になる危険性が1%高くなるから，タバコは止めなさい！」と警告すると，おそらく効果は薄いでしょう。しかし「心臓病になる危険性が2倍になるから，タバコは止めなさい！」と警告すれば，効果はかなりあるでしょう。実はどちらの警告も全く同じ内容ですが，普通の人に与

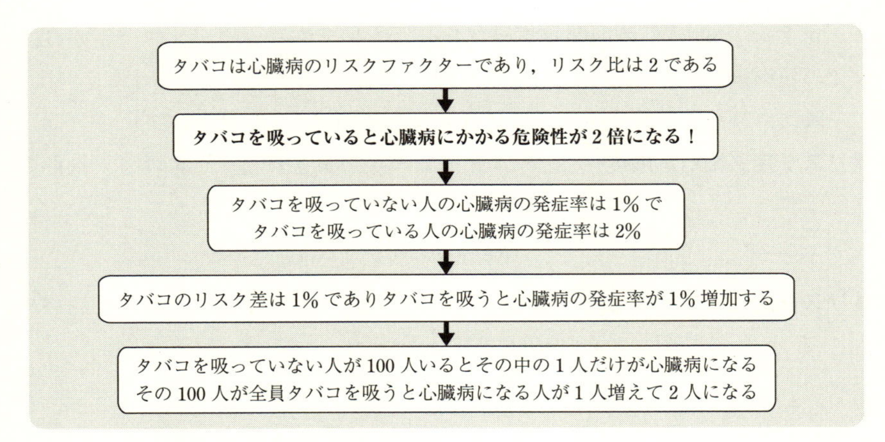

えるインパクトはまるで違うと思います。

そのため記事のインパクトを重視するマスコミは，リスク差よりもリスク比の方を使いたがります。そしてリスク比が2未満の時は，**寄与リスク割合の代わりにリスク比の増加率を全面に出す時があるので要注意です。**

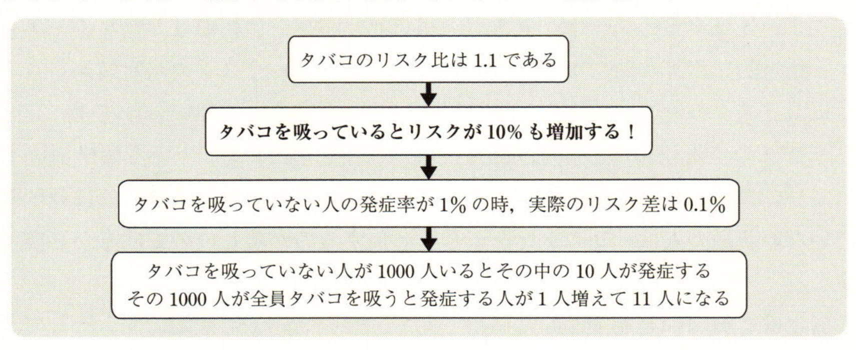

この場合，本当は心臓病の発症率が0.1％高くなるだけなのに，まるで発症率が10％も高くなると誤解してしまいがちです。そのため統計学ではこのような表現は普通は使いません。しかし「科学分野の禁じ手はマスコミの常套手段」ですから，マスコミはリスク比が小さい時はこの表現を使いたがります。

ただしリスク比が例えば2.1の時は，この表現では「リスクが110％も増加する！」ということになり，怪しげな悪徳商法のウソ臭い宣伝文句のようになってしまいます。これではさすがにカラクリを見破られるおそれがあるため，普通はリスク比が2未満の時しか使いません。

3.5 標準偏差と変動係数の使い分け

第2章で「**変動係数**（coefficient of variation）」という値について説明しましたが，この指標についてもう少し詳しく説明しましょう。変動係数は標準偏差を平均値で割って平均値に対する標準偏差の率にした値であり，「変化係数」とか「変異係数」とも呼ばれます。

$$CV = \frac{SD}{m} \quad \text{（100をかけてパーセント表示する場合が多い）}$$

この式から，変動係数が正当性を持つのは標準偏差が平均値に比例する時だけだということがわかると思います。そして比例尺度のデータは，たいていそのような性質を持ちます。

それに対して平均値と標準偏差が無関係の時は，標準偏差をそのまま用いるべきです。そして間隔尺度のデータは，たいていそのような性質を持ちます。図3.6の模式図を見ると，変動係数を使うべき時と標準偏差を使うべき時の違いがわかると思います。

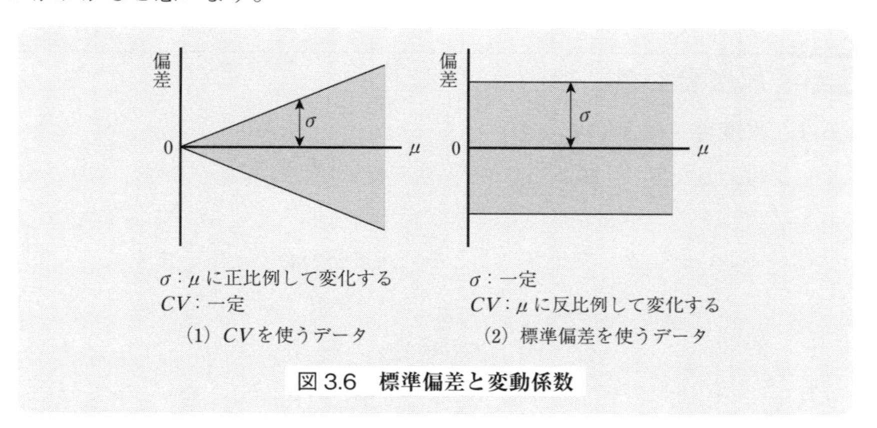

図3.6　標準偏差と変動係数

例えば男女50人について体重を測定し，平均値と標準偏差が次のようになったとします。

男性：60 ± 12 kg（変動係数20%）　　女性：40 ± 10 kg（変動係数25%）

ここで，体重のバラツキ具合を男女間で比較したいとします。すると標準偏差は男性の方が大きな値ですが，変動係数は女性の方が大きな値なので，どちらの指標を採用すべきか迷うと思います。

この時，複数の集団について体重が測定されていて，それらの集団の平均値と標準偏差の関係が図 3.6 のどちらであるかわかっていれば，どちらの指標を採用すれば良いのか判断できます。

しかしそういったデータがなく，平均値と標準偏差の関係がわからない時は，とりあえず標準偏差をそのまま採用しておくのが無難でしょう。変動係数は平均値が小さい時は大きな値になりやすく，誤差が大きくなってしまう危険性があるからです。

ただし身長と体重のデータのバラツキ具合を比較したい時のように，内容が異なるデータのバラツキ具合を比較したい時があります。このような時は，標準偏差を直接比較することができないため便宜的に変動係数を用います。

厳密に言えば，このような比較が正当性を持つのは，どちらのデータも平均値と標準偏差が比例する時だけです。しかし普通はそこまでこだわる必要はないでしょう。

3.6　尺度合わせ

3.6.1　尺度合わせとは？

データは計量尺度 → 順序尺度 → 名義尺度の順に情報量が少なくなります。これを「データのレベルが低くなる」といいます。そしてレベルの高いデータをレベルの低いデータに変換することを「**尺度合わせ**」といいます。

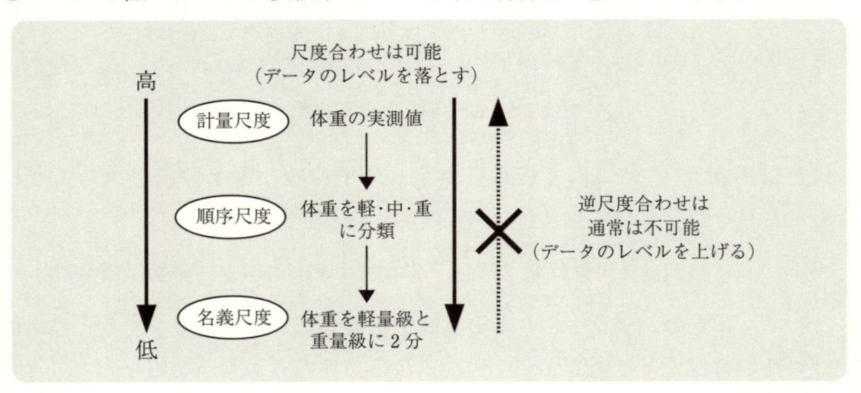

例えば体重の実測値は計量尺度です。このデータをある基準で「軽量級・中量級・重量級」に分類すると順次尺度になり，さらにある基準値で軽量級と重量級に2分すると名義尺度になります。これが尺度合わせです。

またレベルの低い尺度のデータをレベルの高い尺度のデータに変換する逆尺度合わせは，特別な場合を除いて不可能です。

3.6.2 臨床試験でよくある尺度合わせ

臨床試験などで「著明改善・中等度改善・軽度改善・不変・悪化」と判定された改善度データについて，軽度改善以上を「改善」と考えて改善率を求めることがあります。これは順序尺度である改善度データを「改善・非改善」という2分類の名義尺度に変換していることに相当し，尺度合わせの典型例です。

全般改善度

薬剤	著明改善	中等度改善	軽度改善	不変	悪化	計	改善率
クダラン	8	12	45	35	0	100	65.0
プラセボ	0	25	25	35	15	100	50.0

全体：ウィルコクソンの順位和検定　$z_o = 2.052$　$p = 0.0402^*$
軽度改善以上を改善とした時の改善率：χ^2 検定 (2×2)　$\chi_o^2 = 4.010$　$p = 0.0452^*$

この時，軽度改善以上を改善と考えて改善率を求めたということは，軽度改善も中等度改善も著明改善も医学的な意義は全て同じで，ひっくるめて「改善」と考えられ，同様に不変も悪化も医学的な意義は同じで，ひっくるめて「非改善」と考えられるという判断をしたことに他なりません。

確かにそう考えた方が良い場合もあるでしょう。しかしそれならば，なぜ最初から「改善」と「非改善」の2段階で判定しなかったのでしょうか？　医学的に何らかの意義があると判断したからこそ，5段階の判定基準を設けたのではないでしょうか？

この場合は，やはり最初に決めた5段階評価の結果が重要であり，改善率は単なる目安にすぎないと考えるべきでしょう。目安ですからあまり信用できない証拠に，中等度改善以上を改善とした時の改善率は結果が逆転してプラセボ群の方が高くなります。

クダラン群の改善率：20％　　プラセボ群の改善率：25％

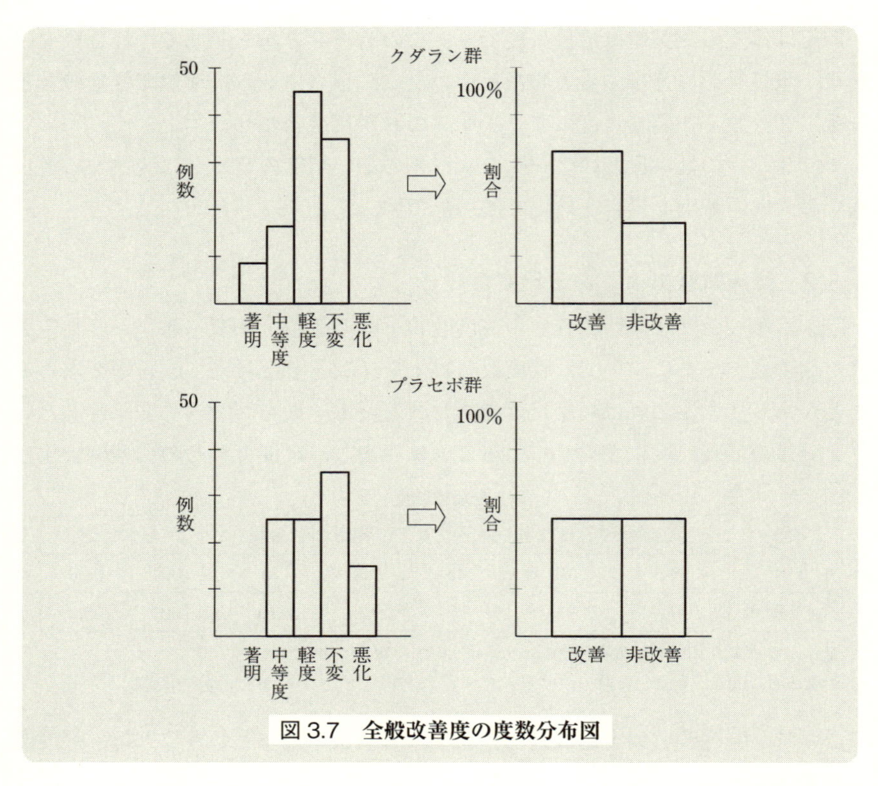

図3.7　全般改善度の度数分布図

レベルの高い尺度のデータほど多くの情報を持っていて，その情報のある一面だけを取り上げたのが尺度合わせです。そのため別々の方法で尺度合わせを行えば，時には矛盾した結果になっても決して不思議ではありません。

尺度合わせが実質科学的に意義を持つのは，試験途中で予期していなかった事態が発生し，止むを得ず評価基準を変えてしまった時だけです。ただしその場合は元の評価基準による結果が実質科学的な意義を持たなくなるので，尺度合わせをした結果だけを信頼すべきです。そして厳密に言えば，このような時は新しい評価基準であらためて試験をやり直すべきでしょう。

したがって原則として尺度合わせはしないで，データが持っている情報を最大限有効に利用することが大切です。

3.7 外れ値

現実のデータでは，図 3.8 のように他のデータと値が極端に異なっているものが 1 つか 2 つあることがたまにあります。このようなデータを「**外れ値**(outlier)」といい，医学的に見て正常範囲から大きく外れている時は異常値になります。

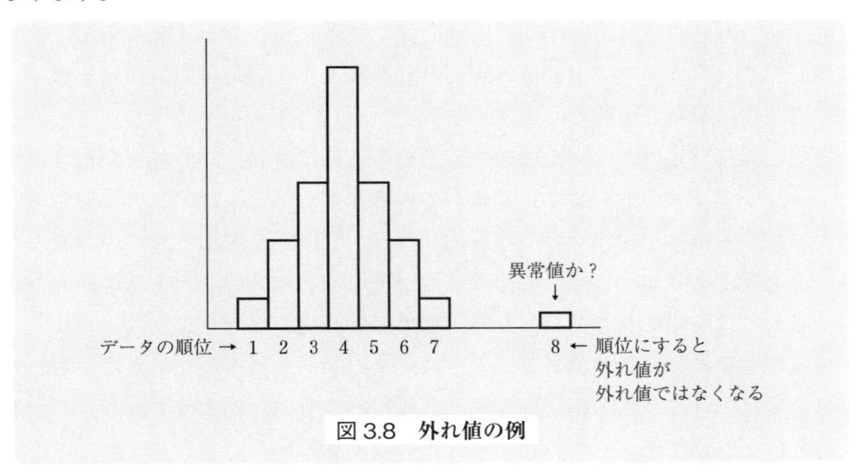

図 3.8 外れ値の例

外れ値の処理方法としては，妥当な順に次のようなものが考えられます。

(1) 外れ値の原因を調べ，それに応じて除外するか除外しないかを検討する。

(2) 外れ値を含めて統計解析を行った時の結果と，外れ値を除外して統計解析を行った時の結果を比較検討する。(感度分析)

(3) そのまま統計解析を行う。

(4) データに順位を付け，順位を用いて統計解析を行う。

※ウィルコクソンが順位和検定を開発したのは外れ値の処理に困ったため。

(5) 棄却検定によって外れ値を検定し，有意ならば除外して統計解析を行う。

2 番目の方法は「感度分析 (sensitivity analysis)」と呼ばれる手法を応用したものです。外れ値を含めて解析した時の結果と，外れ値を除外して解析した時の結果があまり変わらなければ，外れ値は結果に大きな影響を与えていないため，外れ値を含めて解析した結果が一応は信頼できると判断します。

4 番目の順位を利用する方法は，第 1 節の「ノンパラメトリック手法の落とし穴」で説明したように，データの実測値には実質科学的な意義がなく，順位だけに意義がある時に利用する方法です。データの実測値に実質科学的な意義がある時は，利用すべきではありません。

例えば図3.8の右端の外れ値は，どんなに異常な値でも順位にすると8番になり外れ値ではなくなります。そのためもしこれが副作用だったとしても，普通のデータと区別できなくなってしまいます。

5番目の方法では，「増山の棄却検定」や「トンプソン（Thompson）の棄却検定」や「スミルノフ（Smirnov）の棄却検定」などを用いて検定を行い，有意だったら解析から除外します。

ただし棄却検定はデータを除外するためのものではなく，外れ値かどうかをチェックするためのものです。これらの検定で有意になったデータは他のデータとは異なる情報を含んでいる可能性が高く，データを変動させている原因を調べる必要があります。そしてその原因が単なるデータの記入ミスといった試験の目的とは無関係なものだった時，初めて外れ値を除外します。

原因が試験の目的と関係あるようなら，そのデータは重要な結果になるので除外してはいけません。例えば薬剤の副作用は本質的に異常値であり，必然的に外れ値になります。そのためそれらのデータを除外してまうと，副作用のある薬剤などなくなってしまいます。

過去の科学上の発見の多くは，外れ値について真剣に検討したからこその結果です。レントゲンによるX線の発見しかり，フレミングによるペニシリンの発見しかり，パスツールによるワクチンの発見しかり，例をあげたら枚挙にいとまがありません。

外れ値はまだ知られていない新しい現象かもしれないので，無闇に除外せずに原因を慎重に検討することが大切です。

3.8 ハンディキャップ方式の有意性検定

3.8.1 非劣性検定

通常の有意性検定の欠点を補うため，統計的仮説検定の考え方を一部だけ導入した「ハンディキャップ方式の有意性検定」という手法が考えられています。

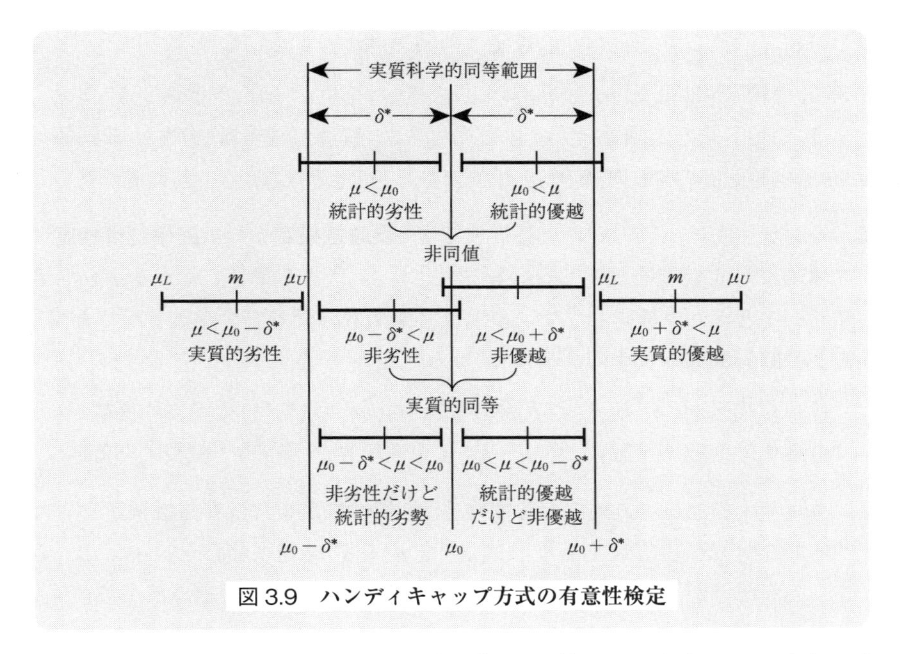

図 3.9　ハンディキャップ方式の有意性検定

通常の有意性検定は，母平均 μ と基準値 μ_0 が等しいかどうか，つまり μ と μ_0 の差 δ が 0 かどうかを検定します。しかしハンディキャップ方式の有意性検定は，統計的仮説検定と同様に実質科学的に意味のある具体的な値 δ^* を指定して，μ と $\mu_0-\delta^*$ または $\mu_0+\delta^*$ が等しいかどうか，つまり μ と μ_0 の差 δ が δ^* かどうかを検定します。

(1) 通常の有意性検定：**非同値検定**

具体的な対立仮説を設定しない検定で，μ_0 を基準値にし，μ が μ_0 と等しいかどうかを検定します。事前に必要例数の計算をすることができず，推定との関係は次のようになります。

95％信頼区間の下限 μ_L が μ_0 よりも大きい(有意)：統計的優越＝非同値
95％信頼区間の上限 μ_U が μ_0 よりも小さい(有意)：統計的劣性＝非同値

(2) 統計的仮説検定（$\alpha\beta\delta$ 方式の検定）：**同等性検定**

δ^* を指定して具体的な対立仮説を設定した検定で，μ_0 を基準値にし，μ が μ_0 と等しいかどうかを検定します。信頼区間幅を δ^* 以下にするのに必要な例数を事前に計算してから行い，推定との関係は次のようになります。

95% 信頼区間の下限 μ_L が μ_0 よりも大きい（有意）：統計的優越 = 非同値
95% 信頼区間の上限 μ_U が μ_0 よりも小さい（有意）：統計的劣性 = 非同値
95% 信頼区間の中に基準値 μ_0 が含まれる（有意ではない）：実質的同等

(3) ハンディキャップ方式の有意性検定 1：**優越性検定**または**非優越性検定**

具体的な対立仮説を設定しない検定で，$\mu_0 + \delta^*$ を基準値にし，μ が $\mu_0 + \delta^*$ と等しいかどうかを検定します。事前に必要例数の計算をすることができず，推定との関係は次のようになります。

95% 信頼区間の下限 μ_L が $\mu_0 + \delta^*$ よりも大きい（有意）：実質的優越
95% 信頼区間の上限 μ_U が $\mu_0 + \delta^*$ よりも小さい（有意）：実質的非優越

(4) ハンディキャップ方式の有意性検定 2：**劣性検定**または**非劣性検定**

具体的な対立仮説を設定しない検定で，$\mu_0 - \delta^*$ を基準値にし，μ が $\mu_0 - \delta^*$ と等しいかどうかを検定します。事前に必要例数の計算をすることができず，推定との関係は次のようになります。

95% 信頼区間の上限 μ_U が $\mu_0 - \delta^*$ よりも小さい（有意）：実質的劣性
95% 信頼区間の下限 μ_L が $\mu_0 - \delta^*$ よりも大きい（有意）：実質的非劣性

3.8.2　非劣性検定の非合理性

現在の薬業界には非同値検定のことを「優越性検定」と呼び，同等性検定の代わりに非劣性検定を行うという**悪しき慣習**があります。そして新薬と標準薬を比較して，新薬の有効性が非劣性検定で非劣性になり，安全性などが非同値検定で統計的優越つまり非同値になれば**「新薬にはメリットがある」と結論する欺瞞**が横行しています。

図 3.9 の一番下のプロットを見れば，新薬が標準薬と実質的に同等でもこの結論が導けてしまうことがわかると思います。つまり新薬の有効性が非劣性検定で非劣性になると同時に非同値検定で統計的劣性になり，安全性が非同値検定で統計的優越になると同時に非優越性検定で非優越になることが有り得ます。この場合，新薬は標準薬と実質的に同等です。

「新薬は標準薬よりも優越」という結論を採用するためには，優越性検定で実質的優越を証明するか，少なくとも統計的優越かつ $\mu_0+\delta^*<m$ である必要があります。

そのため非劣性検定で非劣性を証明して許可された新薬を標準薬として，次の新薬の試験を行うという手順を繰り返すと，数回後には最初の標準薬と比較すると実質的に劣性な新薬が許可されてしまいます。

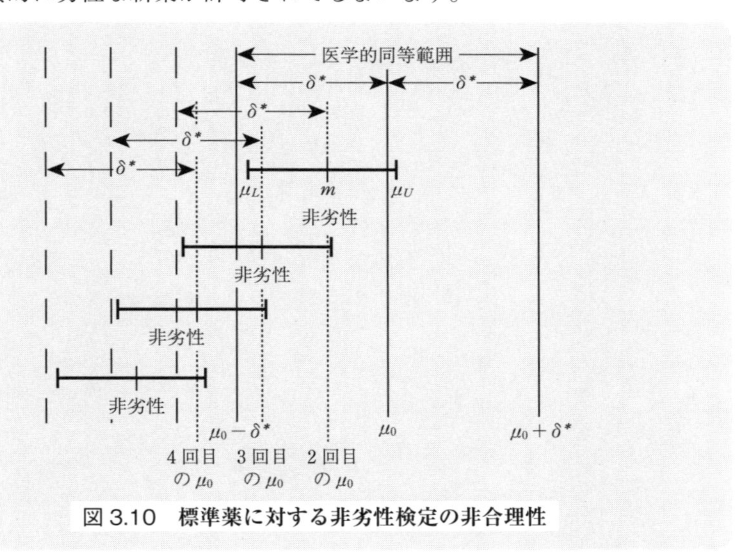

図 3.10　標準薬に対する非劣性検定の非合理性

このことは**図 3.10** を見ればわかると思います。つまり最初の標準薬の母平均を基準値 μ_0 とし，これに対して非劣性で許可された新薬の母平均 μ が μ_0 よりも少し小さく，$\mu_0-\delta^*<\mu<\mu_0$ だったとします。すると次にこの新薬を標準薬とした時の基準値は μ_0 よりも少し小さくなり，次の新薬の母平均は最初の新薬の母平均より小さくても非劣性になります。

こうしたことを繰り返すと，数回後の新薬の母平均が $\mu_0-\delta^*$ よりも小さくても，つまり最初の新薬に対して実質的に劣性でも「非劣性」として許可されてしまうことになります。

以上のことから非劣性検定を同等性検定の代わりに使用してはいけないし，非同値検定を優越性検定の代わりに使用してもいけないことがわかると思います。非劣性検定と対になるのは優越性検定であり，非同値検定または同等性検定と対にするのは非合理です。

そしていやしくも「新薬」というからには，標準薬に対して有効性等について非同値検定または統計的仮説検定で「同等以上」を証明した上で，その他の評価項目について優越性検定で「優越」を証明する必要があるでしょう。

第 4 章
統計手法の各論

第4章　統計手法の各論

4.1 計量データ（計量尺度のデータ）

4.1.1　１標本の計量データ

データが計量尺度で標本の数が１つの時に，平均値について色々と検討するには「**1 標本 t 検定**（one sample t–test）」と，それに伴う推定を適用します。これについては第１章で具体例を上げて詳しく説明したので，そちらを参照してください。

なお検定統計量として t 値を用い，t 分布を利用する検定手法のことを一般に「t 検定」と呼びます。そしてそのような検定には平均値以外の統計量――例えば相関係数――の検定もあるため，平均値に関する検定のことを正式には「**平均値の検定**」と呼びます。

しかし医学・薬学分野では平均値の検定のことを t 検定と呼ぶ習慣があるので，ここでは平均値の検定のことを t 検定と呼ぶことにします。

4.1.2　対応のある２標本の計量データ

データが計量尺度で対応のある 2 標本の時，普通は差や比を求めて 1 標本に還元して取り扱います。差と比のどちらが適当かについては第 3 章で詳しく説明したので説明は省略し，ここではより一般性のある差つまり変化量を求めることにします。

実測値の代わりに変化量をデータにし，変化量平均値が 0 かどうかを検定する 1 標本 t 検定のことを「**対応のある t 検定**」と呼びます。統計的仮説検定の手順に従って，この手法を具体的なデータに適用してみましょう。

(1)　問題

まず最初に問題を設定します。

慢性肝炎患者に対して薬剤 A は肝機能改善効果があるか？

ここで肝機能改善効果を医学的に評価するための評価項目を AST（GOT）にし，AST が低下すれば肝機能が改善されたと評価できるとすると，問題をより具体的に表現することができます。

慢性肝炎患者に薬剤 A を投与すると AST が低下するか？

(2) 仮説設定

次に帰無仮説と対立仮説を設定します。変化量の平均値を薬効の評価指標にし，その基準値を 0，検出差を ±10 つまり 10 未満の AST の変化は医学的に許容範囲とすると，それらの仮説は次のようになります。

帰無仮説 H_0：薬剤投与前後の AST 変化量の平均値は 0 である
対立仮説 H_1：薬剤投与前後の AST 変化量の平均値は −10 または +10 である

(3) 標本集団のデータ

次に有意水準と検出力を決定し，必要例数を求めてから実際に試験を行います。ただしここでは，説明を単純にするために必要例数は求めないでおきます。そして慢性肝炎患者 10 例に薬剤 A を投与し，投与前後の AST を測定したところ**表 4.1** のようになったとします。

<表 4.1　慢性肝炎患者の薬剤投与前後の AST >

No.	1	2	3	4	5	6	7	8	9	10
投与前	56	60	49	47	65	46	35	55	41	46
投与後	47	45	37	32	55	44	38	31	42	29
変化量	−9	−15	−12	−15	−10	−2	+3	−2	+1	−17

(4) 推定結果と検定結果

表 4.1 のデータに対応のある t 検定を適用し，検定と推定を行います。通常，この計算は統計ソフトを利用して行いますが，手計算で行うことも可能です。ここでは拙作の統計解析用ソフト DANS（Data ANalisy System）を利用して計算した結果とグラフを示します。

=== 2 時期の平均値の比較 ===　　[DANS V7.1]

データ名：表 4.1

項目 1：AST 投与前
項目 2：AST 投与後

○対応のあるデータと対応のある t 検定（1 標本 t 検定，one sample t-test）

投与後：例数=10　平均値=40　標準偏差=8.15135　標準誤差=2.57768
投与前：例数=10　平均値=50　標準偏差=9.03081　標準誤差=2.85579

変化量：例数=10　平均値=−10　標準偏差=8.52447　標準誤差=2.69568
変化量平均値の95%信頼区間=−10±6.09804（−16.098−−3.90196）
t=−3.70965　自由度=9　有意確率p=0.00484764**

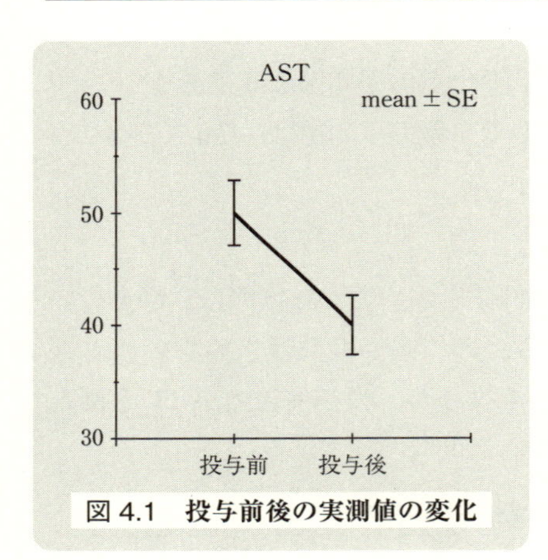

図 4.1　投与前後の実測値の変化

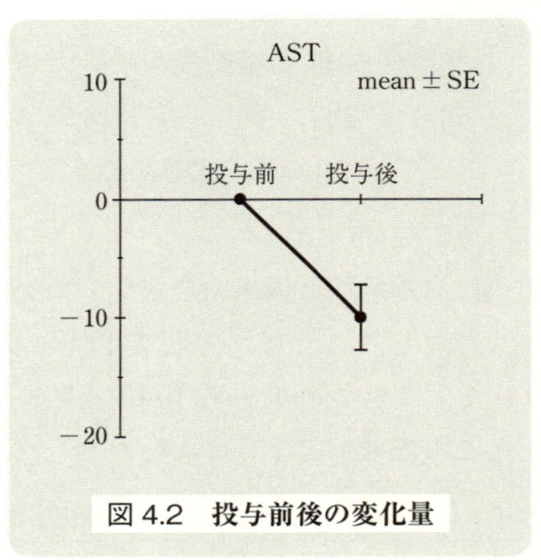

図 4.2　投与前後の変化量

ここで注意しなければならないことは，検定と推定に用いるのは変化量の平均値と標準誤差であって，投与前後の実測値の平均値と標準誤差ではないということです。

図 4.1 のような実測値の変化を表すグラフを論文でよく見かけます。しかしこのグラフでは変化量の標準誤差の情報が得られないため，検定結果や推定結果の見当をつけることはできません。検定結果や推定結果の見当をつけるには，変化量の平均値と標準誤差をプロットした**図 4.2** のようなグラフを併用する必要があります。

図 4.2 を見れば変化量の平均値と標準誤差，そしてそれらの値と基準値 0 と検出差 ±10 の関係がよくわかります。このグラフで変化量平均値の 95% 信頼区間つまり変化量平均値 ± 約2 × 標準誤差の範囲に基準値 0 が含まれなければ有意水準 5% で有意であり，含まれていれば有意ではありません。

そして 95% 信頼区間が医学的許容範囲である −10〜＋10 の間にすっぽり

と入っていれば変化量平均値は実質的に0である，つまりASTは薬剤投与前後で実質的に変化していないということになります。

この図に変化量平均値±標準誤差ではなく変化量平均値と95％信頼区間を描けば，検定結果と推定結果をより正確に反映させることができます。しかし標準誤差にかける係数は有意水準の値によって変化し，有意水準は5％とは限りません。そのため普通は変化量平均値±標準誤差を描きます。

（5）統計学的結論

検定結果と推定結果をまとめると，統計学的結論は次のようになります。

薬剤A投与前後のAST変化量平均値は0ではない
それは－10であり，幅を取れば－16～－4の間である

（6）医学的結論

統計学的結論から医学的結論を導き出すには，次のような点について医学的に検討する必要があります。

1）　－10という変化量平均値は医学的に見て意義があるか？
2）　－10という変化量平均値は純粋に薬剤Aの効果によるものか？
3）　この結果をそのまま慢性肝炎患者全体に当てはめて良いか？

1番目の疑問点については，仮説設定の段階で医学的な許容範囲を±10未満にしたので，「－10という変化量平均値は医学的に意義がある」ということになります。ただし95％信頼区間の下限が－4ですから，変化量平均値が－10未満である可能性があることも一応は考慮しておいた方が良いでしょう。

2番目の疑問点については，残念ながらこのデータだけから正確に答えることはできません。例えば先行研究などから薬剤を使用しない時の自然変動がどの程度あるのかわかっていれば，薬剤Aの効果を推測することができます。しかし確実な答を得るためには，薬効のないプラセボ（偽薬）を投与した群を対照にした無作為化比較対照試験（RCT：Randomized Controlled Trial，第2章参照）を行う必要があります。

3番目の疑問点については，10例の症例が慢性肝炎全体から正しい手順で無作為抽出されたのなら，答は「当てはめても良い」になります。しかしそうでなければ，答は「当てはめられない」になります。

以上のようなことについて十分に検討した結果，－10という変化量平均値が医学的に意義があり，自然変動が無視できる程度であり，10例の症例が慢性肝炎患者全体から正しい手順で無作為抽出されたとすると，次のような医学的結論を採用することができます。

慢性肝炎患者に薬剤Aを投与するとASTは低下する
すなわち薬剤Aには慢性肝炎患者に対する肝機能改善効果がある

一般的な臨床試験では，正しい手順による無作為抽出は事実上不可能です。そのため，実際にはこの結果をそのまま慢性肝炎患者全体に当てはめることはできません。この結果を当てはめることができるのは，性，年齢，重症度，その他モロモロ全て含めて10例の症例と同じような背景因子を持つ母集団つまり準母集団だけです。現実の研究ではこの点に注意する必要があります。

4.1.3　対応のない２標本の計量データ

データが計量尺度で対応のない2標本つまり2群の時は，差や比を求めて1標本に還元することはできません。そこで実測値に対して「**2標本*t*検定**（two sample *t*-test）」または「**対応のない*t*検定**」または「**ステューデント**（Student）**の*t*検定**」と呼ばれる検定と，それに伴う推定を適用します。

対応のない*t*検定は変化量の平均値の代わりに2群の平均値の差を用い，変化量の標準誤差の代わりに2群の標準偏差から推測した平均値の差の標準誤差を用いて，平均値の差が0かどうかを検定します。これは一方の群の平均値を基準値として，他方の群の平均値がその基準値と等しいかどうかを検定することに相当します。

(1)　問題

例としてのような問題について検討してみましょう。

正常人と慢性肝炎患者のASTに差があるか？

(2)　仮説設定

実測値の平均値を評価指標にし，正常人の平均値を基準値にして，検出差を±10つまり10未満のASTの差は医学的に許容範囲とすると，帰無仮説と対立仮説は次のようになります。

帰無仮説 H_0：2 群の AST 平均値は等しい

対立仮説 H_1：2 群の AST 平均値の差は10 である

(3) 標本集団のデータ

この場合も，説明を単純にするために必要例数は求めないでおきます。そして正常人 10 例と慢性肝炎患者 10 例を選択し，AST を測定したところ**表 4.2**のようになったとします。

<表 4.2　正常群と慢性肝炎群の AST>

No.	1	2	3	4	5	6	7	8	9	10
正　常　群	47	45	37	32	55	44	38	31	42	29
慢性肝炎群	56	60	49	47	65	46	35	55	41	46

(4) 推定結果と検定結果

表 4.2 のデータに 2 標本 t 検定を適用し，検定と推定を行なった結果は以下のとおりです。

```
=== 2 群の平均値の比較 ===                                        [DANS V7.1]
データ名：表 4.2
群項目（要因 A）：群（0：正常　1：慢性肝炎）
集計項目：AST
群：群別基礎統計量
--------------------------------------------------------------------------------
0   ：例数=10   平均値=40   標準偏差=8.15135   標準誤差=2.57768
1   ：例数=10   平均値=50   標準偏差=9.03081   標準誤差=2.85579
--------------------------------------------------------------------------------
全体：例数=20   平均値=45   標準偏差=9.81942   標準誤差=2.19569
• 等分散性の両側F検定：F=1.22742   第1自由度=9   第2自由度=9   p=0.765154
• 対応のないt検定（2標本t検定，「→」の付いた方を採用して下さい）
  →等分散t検定（=分散分析）：t値=2.59938     自由度=18    p=0.0181231*
  →平均値の差の95%信頼区間=10±8.08241（1.91759–18.0824）
    不等分散t検定（Welchの検定）：t値=2.59938     自由度=17    p=0.0187042*
    平均値の差の95%信頼区間=10±8.11662（1.88338–18.1166）
```

上記の解析結果中の「**等分散 *t* 検定（＝分散分析）**」は，2 群の分散（標準偏差を平方した値）がほぼ等しい時の 2 標本 t 検定であり，後述する一元配置分散分析で群の数が2つの場合に相当します。

「**不等分散 t 検定**」は「**ウェルチ（Welch）の検定**」とも呼ばれ，2群の分散が極端に異なっている時の t 検定です。この手法は2群の分散の違いを補正するために，平均値の差の標準誤差を推測する計算式が等分散 t 検定と少し異なります。

「**等分散性の両側 F 検定**」は2群の分散の比が1かどうかの検定，つまり2群の分散が等しいかどうかの検定です。この検定結果が有意でなければ等分散 t 検定を用い，有意ならば不等分散 t 検定を用いるのが普通です。しかしこの検定を行わず，どんな場合でも等分散性 t 検定を用いて良いと主張する統計学者もいれば，どんな場合でも不等分散 t 検定を用いるべきだと主張する統計学者もいます。

解析結果を見てわかるように，等分散 t 検定と不等分散 t 検定の結果はよく似ているので，実際にはどちらの手法を用いてもかまわないでしょう。一元配置分散分析の結果と同じになるという意味で，より一般性があるのは等分散 t 検定の方です。

この解析結果をグラフ化する時，普通は図4.3のようなグラフを描きます。しかし図4.4のような「**箱ヒゲプロット**」と呼ばれるグラフを描くこともあります。このグラフは中央の箱の下限が25％点，箱の中の横線が中央値（50％点），「＊」印が平均値，箱の上限が75％点を表します。そして箱の上下のヒ

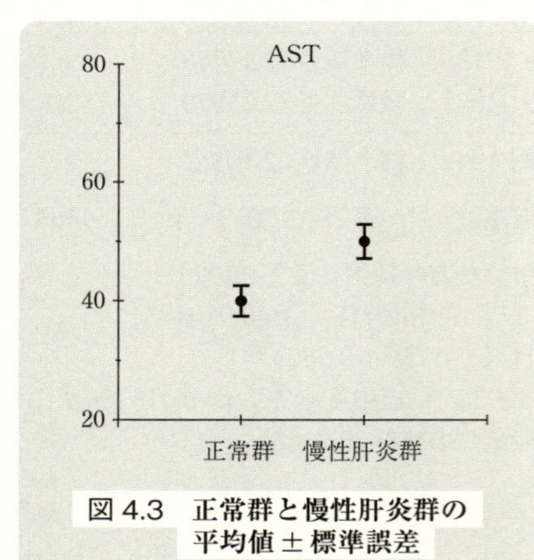

図4.3　正常群と慢性肝炎群の平均値±標準誤差

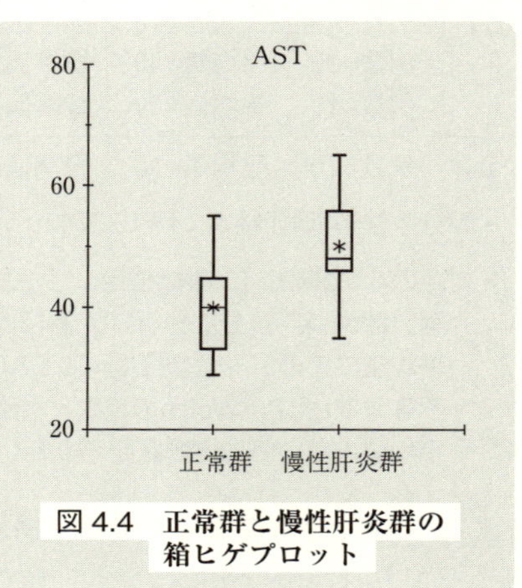

図4.4　正常群と慢性肝炎群の箱ヒゲプロット

ゲは，箱の下端と上端から箱の長さの1.5倍以内の点までの距離を表しています。

箱ヒゲプロットは，データの分布状態を表す時によく用いられる記述統計学的グラフです。医学分野ではデータが正規分布から大きくずれている時は箱ヒゲプロットを描き，ノンパラメトリックなウィルコクソンの2標本検定を適用することがよくあります。

しかし第3章で説明したように，実質科学的な意義を無視して，データの分布状態だけで検定手法を選択するのは非合理です。しかもウィルコクソンの2標本検定は2群の順位平均を比較する手法なので，実測値のグラフではなく順位のグラフを描き，2群の順位平均をプロットするのが本来です。

順位のグラフの縦軸は順位つまりデータ数になり，最小値は0で最大値は試験の例数になります。つまりどんな項目でも，実測値の値とは無関係に同じ形式のグラフになるわけです。順位をデータにし，順位平均を評価指標にするということはそういうことであり，中央値を評価指標にするわけではありません。

したがって箱ヒゲプロットとノンパラメトリック手法を対応させるのは，あまり合理的ではありません。そして箱ヒゲプロットは記述統計学的なグラフですから，母集団に関する情報は表現できず，検定結果や推定結果の見当をつけることもできません。そのため平均値を評価指標にした時は，図4.3のようなグラフを描くのが合理的です。

(5) 統計学的結論

解析結果から，統計学的結論は次のようになります。

2群のAST平均値は異なる

その平均値の差は10であり，幅を取れば2～18の間である

(6) 医学的結論

この場合は，次のような点について医学的に検討する必要があります。

1) 10という平均値の差は医学的に見て意義があるか？

2) 10という平均値の差は慢性肝炎によるものか？

3) この結果をそのまま慢性肝炎患者全体と正常人全体に当てはめて良い

か？

1番目と3番目の疑問点は対応のあるt検定と同じものです。しかし2番目の疑問点は初めて出てきたものであり，これは2群の背景因子の問題です。原則として，2群は慢性肝炎という疾患の有無を除いて同じような背景因子を持つ集団でなければなりません。

例えば慢性肝炎群は老人ばかりで正常群は若者ばかりだとしたら，ASTの平均値の差が疾患によるものなのか，それとも年齢によるものなのか区別できません。もし年齢がASTに影響を与えなければ，年齢が違っていてもかまいません。しかし年齢が違うということは他の背景因子——例えば飲酒歴等——も異なっている可能性が高く，その背景因子がASTに影響を与えるかもしれません。

したがって2群の背景因子は同等なのが理想であり，症例を選択する時はそのことに十分注意する必要があります。それをうまく行うために考えられた試験方法が無作為化比較対照試験（RCT）です。

以上のようなことについて十分に検討した結果，－10という平均値の差が医学的に意義があり，2群の背景因子がほぼ同等で，20例の症例が慢性肝炎患者全体と正常人全体から正しい手順で無作為抽出されたとすると，次のような医学的結論を採用することができます。

慢性肝炎患者のASTは正常人に比べて高い

(7)　サノサの検定

前節の薬剤Aの効果を検討する時のように，薬剤の効果は実測値ではなく薬剤投与前後の変化量の平均値を評価指標にするのが普通です。そのため2種類の薬剤の効果を比較する時は，2標本t検定を用いて変化量の平均値を比較します。

その場合は変化量つまり差の平均値のさらに差が0かどうか検定するため，**「サノサ（差の差）の検定」**と呼ばれることがあります。薬剤の臨床試験では実測値よりも変化量を比較することが多いので，2標本t検定をサノサの検定に用いることが多くなります。

4.1.4　対応のない多標本の計量データ

●一元配置分散分析

データが計量尺度で対応のない多標本つまり多群の時に，多群の平均値が全て等しいかどうかを検討するには，2標本 t 検定を多群に拡張した手法である「**一元配置分散分析**（one-way layout analysis of variance，**ANOVA**，**アノーバ**）」を適用します。

例えば3種類の薬剤の効果を比較するための臨床試験では，患者を無作為に3群に分けて3種類の薬剤を投与します。この時，薬効を公平に比較するためには3群の背景因子がほぼ同じである必要があります。そこでそれを確認するために，背景因子の平均値が3群とも等しいかどうかを検定します。一元配置分散分析はこのような時に用います。

多群の平均値が全て等しいかどうかの検定は，多群の平均値がばらついているかどうかを検討することによって行います。そして多群の平均値のバラツキは，全体の平均値に対する各群の平均値の標準偏差またはそれを平方した値である分散によって表すことができます。

一元配置分散分析は平均値の分散を評価指標にし，それが0かどうかを検定する手法です。そのため「分散分析」と呼ばれています。そして「一元」とは「データを変動させる要因が1つある」ということを表し，それが群になります。

平均値の標準偏差は，全体の平均値と1つの群の平均値の平均的な距離を表します。そこで群が2つの時，平均値の標準偏差は2つの群の平均値の差の半分になります。そのため群の数が2つの時の一元配置分散分析は2標本 t 検定に相当します。

(1)　問題

後述する多重比較との関係を考えて，ここでは背景因子の比較ではなく，次のような問題について検討することにしましょう。薬剤Aはプラセボ（薬理作用を持たない形だけの偽薬）で，薬剤BとCは種類の異なる降圧剤とします。

薬剤A，B，Cの降圧効果に違いがあるか？

(2) 仮説設定

収縮期血圧の平均値の分散を評価指標にし，基準値を 0 にします。分散について具体的な検出差を設定するのは不可能ではないものの，現実には非常に難しいことです。そこで普通は，具体的な対立仮説を設定しない有意性検定を行います。

帰無仮説 H_0：群によって平均値は変動しない（3 群の平均値は全て等しい）
対立仮説 H_1：群によって平均値は変動する（3 群の平均値はばらついている）

(3) 標本集団のデータ

この場合は有意性検定ですから，試験前に有意水準だけを決めておきます。そして高血圧患者 15 人を無作為に 3 群に分け，それぞれの群に薬剤 A，B，C を投与して収縮期血圧を測定したところ次表のようになったとします。

<表 4.3　3 群の薬剤投与後の収縮期血圧>

群内 No.	A 剤投与群	B 剤投与群	C 剤投与群
1	116	106	108
2	128	102	100
3	129	108	108
4	137	118	114
5	140	116	110

(4) 検定結果

表 4.3 のデータに一元配置分散分析を適用した結果は以下のとおりです。

=== 多群の平均値の比較 ===　　　　[DANS V7.1]

データ名：表 4.3

群項目（要因 A）：群（1：A 剤投与群　2：B 剤投与群　3：C 剤投与群）
集計項目：収縮期血圧（mmHg）

群：群別基礎統計量

1	：例数=5	平均値=130	標準偏差=9.35414	標準誤差=4.1833
2	：例数=5	平均値=110	標準偏差=6.78233	標準誤差=3.03315
3	：例数=5	平均値=108	標準偏差=5.09902	標準誤差=2.28035
全体	：例数=15	平均値=116	標準偏差=12.2998	標準誤差=3.1758

• 一元配置分散分析（one-way layout analysis of variance）

分散分析表（ANOVA table）

要因	平方和	自由度	平均平方和	F 値	有意確率 p 値
群（要因A）	1480	2	740	13.9185	0.000747082***
残差	638	12	53.1667		
全体	2118	14			

上記の解析結果中の「**分散分析表**（ANOVA table）」は，データのバラツキを要因ごとに分けて色々な計算を行なった結果を整理した表です。

この表の中の「**平方和**（SS：Sum of Square）」はバラツキつまり偏差を平方して合計した値です。偏差とは平均値とデータの差，または全体の平均値と各群の平均値の差のことです。

「**自由度**（**DF**：Degree of Freedom）」はバラツキの原因になる独立変数の数のことです。例えば全体の自由度は（例数 －1）になり，群の自由度は（群数 －1）になります。

「**平均平方和**（**MS**：Mean of Square）」は平方和を自由度で割った値で，これが分散です。「***F* 値**」は「**分散比**」とも呼ばれ，群の分散つまり群間分散と残差の分散つまり群内分散の比です。分散分析ではこの F 値を検定統計量として用い，「**有意確率 *p* 値**」が検定結果です。

「**群**（**要因 A**）」の行は群による平均値のバラツキを整理した行です。一元配置分散分析では，普通は群を要因 A と呼びます。

群による平均値のバラツキつまり偏差は，全体の平均値に対する各群の平均値の差です。例えば**図 4.5** の全体の平均値 $m_T = 116$ と A 群の平均値 $m_1 = 130$ の差 14 がこれに相当します。この偏差の平方を全例について求めて合計した値が平方和 1480 で，それを自由度 2 で割った値が平均平方和 740 です。これが平均値の分散つまり群間分散になります。

自由度が 2 になるのは，3 群の平均値を平均すると全体の平均値になるため，平均値の値を自由に変化させられる群の数つまり独立変数の数は 2 つになるからです。これは標準偏差の自由度が（例数 －1）になるのと同じ原理です。

「**残差**（residual）」の行は群内バラツキつまり個人差によるバラツキを整理した行です。一元配置分散分析では，全体のバラツキから群のバラツキを引い

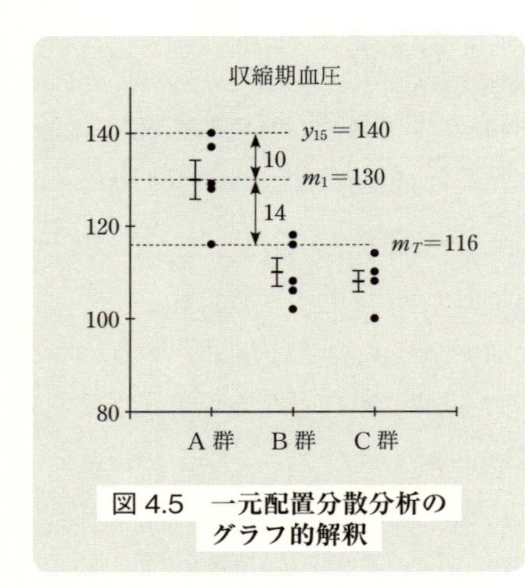

図 4.5　一元配置分散分析のグラフ的解釈

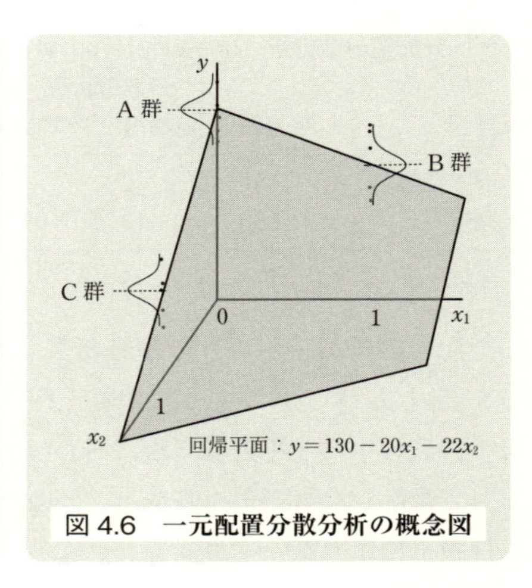

図 4.6　一元配置分散分析の概念図

た残りになるため残差と呼ばれます。

個人差によるバラツキつまり偏差は，群ごとの平均値に対する個々のデータの差です。例えば図 4.5 の $m_1 = 130$ と A 群の 5 番目のデータ $y_{15} = 140$ の差 10 がこれに相当します。この偏差の平方を全例について求めて合計した値が平方和 638 で，それを自由度 12 で割った値が平均平方和 53.1667 です。これが残差分散つまり群内分散になり，検定と推定の誤差として利用します。

データを情報と考えると，平方和は各要因の情報量であり，自由度はその情報の担い手の数を表し，分散は情報密度と考えることができます。そのため分散比 F 値は，要因 A の情報密度が誤差の情報密度の何倍濃いかを表す値になります。そして F 値がだいたい 3 ～ 4 以上になると，有意水準 5% で有意になります。つまり要因 A の情報密度が誤差の情報密度の 3 ～ 4 倍以上濃ければ，要因 A の情報を「数学的に意味が有るもの」と考えることになります。

このデータでは群差の情報密度が個人差の情報密度の約 14 倍もあるので，「群差の情報は数学的に意味が有る」つまり「群によって平均値がばらついている」と解釈することができます。

この解析結果をグラフ化する時，普通は図 4.5 のようなグラフを描きます。図 4.4 のような箱ヒゲプロットを 3 群について描く時もありますが，それはあまり合理的ではありません。

第 2 章で説明したように，2 標本 t 検定は回帰直線で表現することができます。それと同様に一元配置分散分析は，**図 4.6** のような 3 次元座標上の回帰平面として表現することができます。

少々ややこしいですが，この場合は 2 つのダミー変数 x_1 と x_2 を用いて 3 群を次のように表します。

ダミー変数	A 群	B 群	C 群
x_1	0	1	0
x_2	0	0	1

回帰平面：$y = 130 - 20x_1 - 22x_2$

この表から x_1 と x_2 をどちらも 0 にすれば A 群を表し，x_1 を 1 にして x_2 を 0 にすれば B 群を表し，x_1 を 0 にして x_2 を 1 にすれば C 群を表すことがわかります。そこで上記の回帰平面の x_1 と x_2 に 0 または 1 を代入すると，次のように 3 群の平均値になります。つまり一元配置分散分析は，この回帰平面を求めていることに相当するわけです。

$$\text{A 群}：y = 130 - 20 \times 0 - 22 \times 0 = 130$$
$$\text{B 群}：y = 130 - 20 \times 1 - 22 \times 0 = 110$$
$$\text{C 群}：y = 130 - 20 \times 0 - 22 \times 1 = 108$$

(5) 寄与率

分散分析の評価指標である分散は，平均値の差と違って解釈が難しい指標です。そこで全体のバラツキのうち，要因 A によって説明のつくバラツキの割合を求めて，それを補助的な指標として利用すると便利です。この値を「**寄与率（関与率）**」または「**決定係数**（coefficient of determination）」といい，このデータでは次のようになります。

$$\text{寄与率}：R_A^2 = \eta_A^2 = \frac{\text{要因 A の平方和}}{\text{全体の平方和}} = \frac{1480}{2118} = 0.699\ (69.9\%)$$

寄与率は最小値が 0（0%）で最大値が 1（100%）のため，解釈が比較的簡単です。例えばこの場合は寄与率が約 70% もあるので，群による平均値の変動はかなり大きいと解釈できます。

寄与率の平方根を「η」で表し，「**相関比**（correlation ratio）」と呼ぶこともあります。これは名義尺度のデータと計量尺度のデータの相関係数に相当する指標です。この場合は名義尺度のデータである群と，計量尺度のデータである収縮期血圧の相関の程度を表します。

(6) 統計学的結論

分散分析表の「群（要因A)」の有意確率 p 値が検定結果です。この場合は有意水準0.1%で有意ですから，統計学的結論は次のようになります。

群によって平均値は変動する（3群の平均値はばらついている）

(7) 医学的結論

この場合は，次のような点について医学的に検討する必要があります。

1)　約70%という寄与率は医学的に見て意義があるか？
2)　130，110，108という3群の平均値のバラツキは医学的に見て意義があるか？
3)　これらの平均値のバラツキは薬剤の違いによるものか？
4)　この結果をそのまま高血圧患者全体に当てはめて良いか？

1番目の疑問点については，すでに(5)寄与率で検討しました。これ以外の疑問点は2標本 t 検定で検討した疑問点と本質的に同じものです。これらの疑問点について十分に検討し，全ての疑問に対して肯定的なら次のような医学的結論を採用します。

薬剤A，B，Cの降圧効果は同一ではない
すなわち薬剤B，Cには降圧効果がある

●多重比較

一元配置分散分析は3群の平均値がばらついてるかどうかを検定するための手法であり，どの群の平均値とどの群の平均値が異なっているかを個別に検定する手法ではありません。しかし薬剤の効果を検討する時は，個別の比較をしたい時が多いと思います。そのような場合は「**多重比較**（multiple comparison)」という手法を用います。

「有意水準5%で有意」とは「結論が間違っている危険性が5%ある」という意味です。例えば2群比較の場合は，たとえ2群の母平均が同じでも「2群の平均値は異なっている」という間違った結論を採用してしまう危険性が5%

あるということです。

そのため3群の平均値を比較する時，2群ごとの比較を3回行ない，どれか1つでも有意になった比較があればそれを“**いいとこ取り**”して結論を採用すると，たとえ3群の母平均が全て同じでも，「3群の中の2群の平均値は異なっている」という間違った結論を採用してしまう確率が5×3＝15％に増えてしまいます。つまり比較回数が増えるほどいいとこ取りできる確率が増え，いいとこ取りした結論が間違っている危険性が増えてしまうのです。

そこで1回1回の比較にハンディキャップを持たせ，いいとこ取りした結論が間違っている危険性を5％に抑えるように工夫した手法が多重比較です。この手法を用いれば複数の検定結果をいいとこ取りして結論を採用しても，その結論が間違っている確率を有意水準以下に抑えることができます。

このようないいとこ取りした結論のことを「ファミリーとしての結論」と呼ぶことがあります。多重比較のキーポイントは「**いいとこ取りしたファミリーとしての結論**」です。

(1) 問題

一元配置分散分析と比較するために，同じ問題について検討することにしましょう。ただし多重比較の場合は2薬剤ごと個別に比較するため，問題は次のように少し詳細に表されます。

薬剤A，B，Cの降圧効果に違いがあるか？
もしあるとすればそれはどの薬剤とどの薬剤の間か？

(2) 仮説設定

多重比較の場合は具体的な検出差を設定できるため，統計的仮説検定になります。収縮期血圧の検出差を±10つまり10未満の収縮期血圧の差は医学的に許容範囲とすると，帰無仮説と対立仮説は次のようになります。

帰無仮説H_0：3群の平均値は全て等しい
対立仮説H_1：A剤投与群とB剤投与群の平均値の差は10である
または
対立仮説H_1：A剤投与群とC剤投与群の平均値の差は10である
または

対立仮説 H_1：B剤投与群とC剤投与群の平均値の差は10である

(3) 標本集団のデータ

一元配置分散分析と同じ表4.3のデータを用います。

(4) 推定結果と検定結果

表4.3のデータに多重比較を適用した結果は以下のとおりです。多重比較は一元配置分散分析と同じデータを使用するため，一般的な統計ソフトでは一元配置分散分析のオプションとして実行するようになっていることが多いと思います。

=== 多群の平均値の比較 ===　　[DANS V7.1]

データ名：表4.3

群項目（要因A）：群（1：A剤投与群　2：B剤投与群　3：C剤投与群）
集計項目：収縮期血圧（mmHg）
群：群別基礎統計量

群	例数	平均値	標準偏差	標準誤差
1	例数=5	平均値=130	標準偏差=9.35414	標準誤差=4.1833
2	例数=5	平均値=110	標準偏差=6.78233	標準誤差=3.03315
3	例数=5	平均値=108	標準偏差=5.09902	標準誤差=2.28035
全体	例数=15	平均値=116	標準偏差=12.2998	標準誤差=3.1758

• 群（要因A）の Tukey 型多重比較（Tukey type multiple comparison）

群	–群	q値	群数	自由度	有意確率p値
1	–2	6.13332	3	12	0.00256936**
1	–3	6.74665	3	12	0.00122382**
2	–3	0.613332	3	12	0.902338

• Tukey 型 95% 同時信頼区間（simultaneous confidence interval）

群	–群	平均値の差	区間幅	下限	上限
1	–2	20	12.3031	7.69693	32.3031
1	–3	22	12.3031	9.69693	34.3031
2	–3	2	12.3031	–10.3031	14.3031

多重比較における2群の平均値の比較方法は，原理的には2標本 t 検定と同じです。しかし有意確率を求めるための検定統計量として特殊な値を用い，そ

の値から求めた有意確率がいいとこ取りしたことを補正した値になります。

この場合は2群の平均値の比較を3回行うため，2標本 t 検定を用いると，いいとこ取りしたファミリーとしての結論が間違っている確率が $5 \times 3 = 15\%$ になってしまいます。そこで1回1回の検定の有意水準を5/3%にして検定したことに相当するような特殊な検討統計量を求め，その値から有意確率を求めます。

このようにして求めた有意確率は，2標本 t 検定で求めた有意確率の約3倍になります。それによって，いいとこ取りしたファミリーとしての結論が間違っている確率を5%に抑えることができます。前述の結果中の有意確率 p 値はそのようにして求めた値であり，q 値が特殊な検定統計量です。

多重比較には，個別に比較する方法の違いによって次のような種類があります。この例の場合はテューキー型の多重比較を用いました。

- **ダネット型**（Dunnett の ***d*** **検定**）：特定の群を対照群として，他の全ての群をこの対照群と比較する手法
- **テューキー型**（Tukey の ***q*** **検定**）：リーグ戦方式の比較，つまりあらゆる2群の比較をする手法
- **ボンフェローニ型**（Bonferroni type または Dunn の**多重比較**）：ダネット型またはテューキー型の近似手法
- **シェッフェ型**（Scheffé の ***s*** **検定**）：あらゆる2群の比較だけでなく，複数の群を合わせた時の平均値と，他の複数の群を合わせた時の平均値を比較することもできる手法

多重比較を行なう場合は，推定もそれに対応した手法になります。そしてその推定法で求めた信頼区間を「**同時信頼区間**（simultaneous confidence interval）」といいます。これは3種類の信頼区間が同時に成り立ち，全ての信頼区間にそれぞれの母平均が同時に入る確率が信頼係数の値――この例では95%――だけあるというものです。

普通の95%信頼区間は，その中に母平均が95%の確率で入る区間です。そのためこの場合に普通の95%信頼区間を求めると，3つの信頼区間にそれぞれの母平均が同時に入る確率は $0.95 \times 0.95 \times 0.95 \fallingdotseq 0.86$ つまり約86%になってしまいます。

そこで3つの信頼区間にそれぞれの母平均が同時に入る確率を95%にするためには，個々の信頼区間の信頼係数を $0.95^{(1/3)} \fallingdotseq 0.98$ つまり約98%にする必要があります。これが95%同時信頼区間の原理です。

(5) 統計学的結論

多重比較結果はAとBの比較とAとCの比較が有意ですから，最終的な統計学的結論は次のようになります。

A剤投与群とB剤投与群の平均値は異なる
その平均値の差は20であり，幅を取れば8〜32の間である
A剤投与群とC剤投与群の平均値も異なる
その平均値の差は22であり，幅を取れば10〜34の間である
B剤投与群とC剤投与群の平均値は異なっているとは言えない
その平均値の差は2であり，幅を取れば−10〜14の間である

(6) 医学的結論

この場合は，次のような点について医学的に検討する必要があります。

1) A剤投与群とB剤投与群の平均値の差20と，A剤投与群とC剤投与群の平均値の差22は医学的に見て意義があるか？
2) これらの平均値の差は薬剤の違いによるものか？
3) この結果をそのまま高血圧患者全体に当てはめて良いか？

これらの疑問点について十分に検討し，全ての疑問に対して肯定的なら次のような医学的結論を採用します。

薬剤Bと薬剤Cには降圧効果があり，その降圧効果はほぼ同じである

(7) 多重比較の例え話

多重比較の理屈をわかりやすく説明する例え話として，次のような「ワインとソムリエ」の話が有名です。

あるレストランのワイン貯蔵庫は管理が悪く，全体の5%のものが悪くなっていた。つまりソムリエが1本のワインをお客に出した時，それが悪くなっている危険性が5%あることになる。そのためソムリ

エは20回に1回はお客に謝らなければならなかった（危険率5%）。

ところがお客がワインを3本注文した時，3本のうちの1本でも悪くなっていればソムリエはお客に謝らなければならない。そのため危険率が3倍の15%に増え，6～7回に1回は謝らなければならないことになる。

そのような場合にソムリエが謝る危険率を5%に抑えるためには，貯蔵庫の管理状態を向上させて悪いワインの割合を5/3%にする必要がある。

この例え話のキーポイントは，3本のワインのうちのどれか1本でも悪くなっていれば，それを“悪いとこ取り”してソムリエがお客に謝る点です。このように1個でも有意の結果があればそれを“**いいとこ取り**”または“**悪いとこ取り**”して，ファミリーとしての結論を採用する時は多重比較が必要になります。

それに対して多重比較を適用してはいけない場合は，次のような「名医とヤブ医者」の例え話がわかりやすいと思います。

あるところに誤診率5%の医者がいた。この医者が1日に1人の患者を診断すると，20日に1回しか誤診をしないため周囲から「名医」と評価される。

ところが同じ医者が1日に20人の患者を診断すると，1日に1回は誤診をすることになり周囲から「ヤブ医者」と評価される。

つまり患者が多くて繁盛するほど，ヤブ医者と評価されることになってしまう！

この例え話の矛盾の原因は，20人の患者の診断結果を“悪いとこ取り”して，1日の診断に対する誤診率で医者の腕前を評価している点にあります。医者の腕前を正しく評価するには，1回の診断に対する誤診率を指標にすべきです。1日の診断に対する誤診率，つまり1日に多数の人を診断し，その中の1人でも誤診をすればその日は「誤診をした日」と数える“悪いとこ取り”をした誤診率を指標にしてはいけません。

ある疾患のリスクファクターとして多数の遺伝子を検討する時，「遺伝子の数が多いほど危険率が増加するため，個々の遺伝子の検定に多重比較を用いる必要がある」と誤解されることがあります。個々の遺伝子のリスクファクターとしての「腕前」を独立に評価したいのなら，多重比較を行うべきではありません。

しかし「ある疾患に遺伝子が関与しているか？」つまり「ある疾患は遺伝性の疾患か？」という問題を検討したいのなら，多くの遺伝子の中の１つでも疾患に関与していれば，それを“いいとこ取り”して「遺伝子が関与している」と結論します。そのため，このような時は多重比較が必要になります。

また一元配置分散分析の検定結果は有意なのに，多重比較ではどの検定結果も有意にならないことがたまにあります。

一元配置分散分析は多群の平均値の分散つまりバラツキ具合を評価指標にして，それが０かどうかを検定します。それに対して多重比較は２群ごとの平均値の差を評価指標にして，それが０かどうかを個別に検定し，その結果をいいとこ取りしてファミリーとしての結論を採用します。

そのため個々の平均値の差は小さいものの，それらを合計するとある程度大きくなる時は，一元配置分散分析では有意になるものの，多重比較ではどの群間比較も有意にならないということが起きます。

このように一元配置分散分析と多重比較は評価指標が異なり，目的も異なる手法です。そのため両者の結果が食い違っても決して不思議ではなく，目的に応じて適切に使い分ける必要があります。

多重比較はややこくして，正しく適用するのが難しい手法です。そのため試験の評価指標を１つにしぼり，できるだけ単純明快で多重比較を適用する必要のない試験デザインにするのが賢明です。

4.1.5　対応のある多標本の計量データ

医学分野では対応のない多標本のデータと同様に，対応のある多標本のデータもしばしば登場します。例えば薬剤投与前，投与１週後，投与２週後の３ポイントで血圧を測定した時，これらの血圧データは対応のある３標本のデータになります。

このようにデータが計量尺度で対応のある多標本の時つまり多時期の時に，多時期の平均値が全て等しいかどうかを検討するには，対応のある t 検定を多時期に拡張した手法である「**二元配置分散分析**（two-way layout analysis of variance)」を適用します。また2時期ごとに平均値を比較したい時は多重比較を適用します。

一元配置分散分析と同様に二元配置分散分析は平均値の分散を評価指標にし，それが0かどうかを検定します。そして「二元」ですから，データを変動させる要因が2種類あります。多時期のデータの場合，ひとつの要因が「時期」つまりデータの時間的な変動であり，もうひとつが「個人差」つまり被験者の違いによるデータの変動です。

一元配置分散分析では個人差を誤差扱いして検定を行いました。しかし対応のある多標本の場合，被験者ごとに多数のデータが得られるので，個人差を誤差から分離して効率の良い分析をすることができます。そして時期が2つの時，二元配置分散分析は対応のある t 検定に相当します。

(1) 問題

対応のある2標本データと同様に，次のような問題について考えることにしましょう。

高血圧患者に血圧降下剤を投与すると血圧が低下するか？
もし低下するとすればそれはどの時期か？

(2) 仮説設定

上の問題を検討するために高血圧患者に血圧降下剤を投与して，投与前，投与1週後，投与2週後の3ポイントで収縮期血圧を測定し，3ポイントとも評価時点にすることにします。この場合，本来は多重比較を適用すべきです。しかしここでは説明のために，二元配置分散分析と多重比較の両方を適用することにしましょう。

二元配置分散分析では平均値の分散を評価指標にし，基準値を0にします。そして一元配置分散分析と同様に，この場合も具体的な対立仮説を設定しない有意性検定を行います。

それに対して多重比較は投与前からの変化量の平均値を評価指標にし，基準値を0にします。そして検出差を±10つまり10未満の収縮期血圧の変化は医学的に許容範囲として，統計的仮説検定を行います。この時の帰無仮説と対立仮説は次のようになります。

二元配置分散分析の場合

帰無仮説 H_0：時期によって平均値は変動しない
（3時期の平均値は全て等しい）
対立仮説 H_1：時期によって平均値は変動する
（3時期の平均値はばらついている）

多重比較の場合

帰無仮説 H_0：投与後の変化量平均値は全て0である
（3時期の平均値は全て等しい）
対立仮説 H_1：投与1週後の変化量平均値は－10または＋10である
または
対立仮説 H_1：投与2週後の変化量平均値は－10または＋10である

(3)　標本集団のデータ

二元配置分散分析は有意性検定ですから，試験前に有意水準だけを決めておきます。多重比較は検出力を決め，必要例数を求めてから試験を行います。しかしここでは説明を単純にするために，必要例数の計算はしないでおきます。

5例の高血圧患者に血圧降下剤を投与し，投与前，投与1週後，投与2週後に収縮期血圧を測定したところ次表のようになったとします。

<表4.4　薬剤投与前後の収縮期血圧>

被験者No.	投与前	投与1週後	投与2週後
1	116	106	108
2	128	102	100
3	129	108	108
4	137	118	114
5	140	116	110

(4) 検定結果

表 4.4 のデータに二元配置分散分析と多重比較を適用した結果は以下のとおりです。

=== 多群・多時期の平均値の比較 === [DANS V7.1]

データ名：表 4.4

要因 A：No.
要因 B1：収縮期血圧 – 投与前（mmHg）
要因 B2：収縮期血圧 – 投与 1 週後（mmHg）
要因 B3：収縮期血圧 – 投与 2 週後（mmHg）

時期：時期（要因 B）別・全個体（要因 A）合計基礎統計量

1	：例数=5	平均値=130	標準偏差=9.35414	標準誤差=4.1833
2	：例数=5	平均値=110	標準偏差=6.78233	標準誤差=3.03315
3	：例数=5	平均値=108	標準偏差=5.09902	標準誤差=2.28035
全体	：例数=15	平均値=116	標準偏差=12.2998	標準誤差=3.1758

• 二元配置分散分析（two-way layout analysis of variance）

分散分析表（ANOVA table）

要因	平方和	自由度	平均平方和	F 値	有意確率 p 値
個体	474	4	118.5	5.78049	0.0173412*
時期	1480	2	740	36.0976	9.90303e–05***
残差	164	8	20.5		
全体	2118	14			

• 時期の Dunnett 型多重比較（Dunnett type multiple comparison）

時期	–	時期	d 値	群数	自由度	有意確率 p 値
2	–	1	6.9843	3	8	0.000213022***
3	–	1	7.68273	3	8	0.000108861***

• 時期の Dunnett 型 95% 同時信頼区間（simultaneous confidence interval）

時期	–	時期	平均値の差	区間幅	下限	上限
2	–	1	–20	7.65377	–27.6538	–12.3462
3	–	1	–22	7.65377	–29.6538	–14.3462

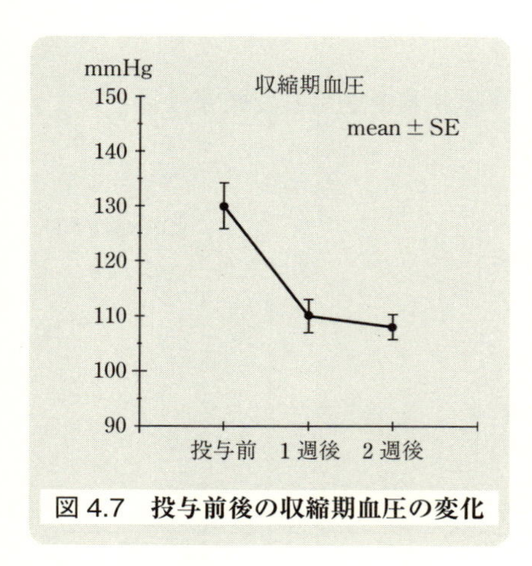

図 4.7　投与前後の収縮期血圧の変化

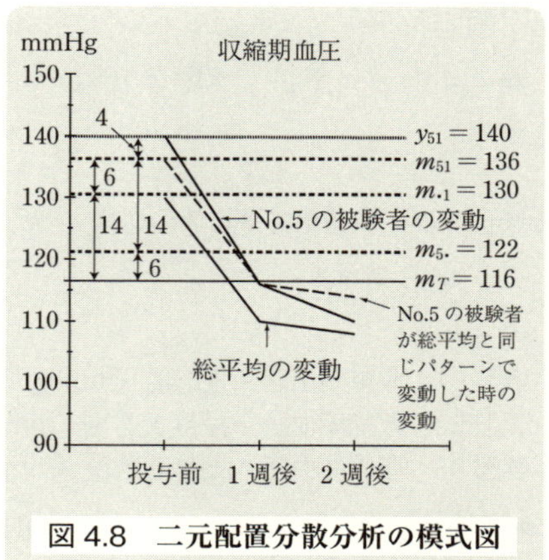

図 4.8　二元配置分散分析の模式図

●二元配置分散分析

分散分析表の構成は一元配置分散分析とほぼ同様です。ただし二元配置ですから，検定する要因が 2 つあります。

「**個体**」の行は個人差によるバラツキを整理した行であり，普通は要因 A になります。しかしこの場合は個人差を分析するのが目的ではなく，個人差を誤差から分離して効率の良い分析をするのが目的です。このような時は個体のことを要因 A と呼ばず，「**ブロック因子**」と呼ぶことがあります。

個人差によるバラツキつまり偏差は，全被験者の全時期平均値に対する各被験者の全時期平均値の差です。例えば**図 4.8** において，全被験者の全時期平均値 $m_T = 116$ と，5 番目の被験者の全時期平均値 $m_{5.} = 122$ の差 6 がこれに相当します。この偏差の平方を全被験者について求めて合計した値が平方和 474 で，それを自由度 4（＝被験者数 －1）で割った値が平均平方和 118.5 です。

「**時期**」の行は時期によるバラツキを整理した行であり，普通は要因 B になります。この場合はこれが主目的になり，**図 4.7** の時期ごとの平均値が変化しているかどうかを検定した結果です。なお図 4.7 の時期ごとの平均値の変動を，図 4.8 では「総平均の変動」として表しています。

時期による偏差は，全被験者の全時期平均値に対する各時期の平均値の差です。例えば図 4.8 において，全被験者の全時期平均値 $m_T = 116$ と，投与前の平均値 $m_{.1} = 130$ の差 14 がこれに相当します。この偏差の平方を全時期について求めて合計した値が平方和1480で，それを自由度2（＝時期数－1）で割った値が平均平方和740です。

「**残差**」の行は「**個体と時期の交互作用**」によるバラツキを整理した行であり，これが検定に用いる誤差になります。「個体と時期の交互作用」とは時期による血圧の変動パターンが被験者によって異なるという現象であり，血圧変動パターンの個人差になります。分散分析ではこれを「**要因A×B**」と表現することがあります。

交互作用による偏差は，各被験者が総平均の時期変動パターンと同じパターンで変動し，しかも被験者の全時期平均値は同じだった時の理論値と，実際の各時期の値との差です。

例えば図4.8において，5番目の被験者の投与前の値は $y_{51}=140$ です。しかしこの被験者が総平均と同じ時期変動パターンで変動し，しかも全時期平均値が $m_{5.}=122$ だとすると，投与前の理論値は $m_{51}=122+14$（全被験者の全時期平均値 $m_T=116$ と投与前の平均値 $m_{.1}=130$ の差）$=136$ になります。

この理論値136と実測値140の差4が交互作用による偏差に相当します。この偏差の平方を全被験者と全時期について求めて合計した値が平方和164で，それを自由度8（＝個体の自由度4×時期の自由度2）で割った値が平均平方和20.5です。

検定結果は，個人差が有意水準5％で有意であり，時期が有意水準0.1％で有意です。これらの結果から個人差も時期変動もある，つまり被験者ごとの全時期平均値がばらついていて，時期ごとの平均値もばらついていると解釈できます。しかしここでは個体はブロック因子のため検定結果は参考程度であり，時期の検定結果が重要です。

そして補助的な指標として，時期の寄与率を求めてみましょう。時期の寄与率は時期の平方和を全体の平方和で割るのではなく，全体の平方和から個体の平方和を引いたもの，つまり（時期の平方和＋残差の平方和）で割ります。このデータでは次のようになります。

$$\text{時期の寄与率}：R_B^2=\frac{\text{時期の平方和}}{\text{時期の平方和}+\text{残差の平方和}}$$

$$=\frac{1480}{1480+164}=0.900\ (90.0\%)$$

●多重比較

多重比較は投与前を対照時期とし，投与1週後と2週後を投与前と比較するためダネット型になります。そして検定結果は投与1週後も2週後も有意水準0.1%で有意です。

(5) 統計学的結論

以上の検定結果と推定結果をまとめると，統計学的結論は次のようになります。

二元配置分散分析の場合

時期によって平均値は変動する（3時期の平均値はばらついている）

多重比較の場合

投与1週後の変化量平均値は0ではない

それは－20であり，幅を取れば－28～－12の間である

投与2週後の変化量平均値も0ではない

それは－22であり，幅を取れば－30～－14の間である

(6) 医学的結論

この場合は，次のような点について医学的に検討する必要があります。

1)　90%という時期の寄与率は医学的に見て意義があるか？

2)　投与前の収縮期血圧平均値130に対して，投与1週後の平均値110――20の低下――と，投与2週後の平均値108――22の低下――は医学的に見て低下したといえるか？

3)　これらの平均値の変動は純粋に血圧降下剤の効果によるものか？

4)　この結果をそのまま高血圧患者全体に当てはめて良いか？

これらの疑問点について十分に検討し，全ての疑問に対して肯定的なら次のような医学的結論を採用します。

二元配置分散分析の場合

高血圧患者に血圧降下剤を投与すると血圧が低下する

多重比較の場合

高血圧患者に血圧降下剤を投与すると1週後から2週後まで血圧が低下する

(7) 繰り返し測定データ

表4.4のようなデータは同一被験者について多時期にわたって繰り返し測定されたものなので，「**繰り返し測定データ**（repeated measures data)」と呼ばれ，「**時系列データ**（time series data)」の一種になります。このようなデータについて全ての測定ポイントを評価時点にすると多重比較が必要になり，結果の解釈が複雑になります。

そこで投与1週後は単に途中経過をチェックするために測定しただけで，評価時点は投与前と投与2週後だけということにすれば，投与前と投与2週後を比較するだけになります。薬剤の効果はすぐには発現せず，安定した効果が発現するにはある程度の時間がかかるのが普通です。そのためこのようなことは大いに有り得ます。この時は対応のある2標本データになり，対応のあるt検定を適用するだけで良く，多重比較は必要なくなります。

また投与1週後と2週後の平均値を求め，その変化量平均値を評価指標にすれば，やはり評価時点は2つになります。例えば薬効は安定していても，体調などの影響で血圧が変動するため，薬効を正確に評価するために複数のポイントで血圧を測定して平均し，その変化量平均値を評価指標にするということも有り得ます。この時も対応のある2標本データになります。

さらにまた別の考え方として，繰り返し測定データの時間的な変動を適当な関数で近似することができれば，その関数のパラメーターを評価指標にするという方法もあります。例えば血圧の日内変動のように測定データの時間的変動に周期性がある時は，それを三角関数で近似します。そして三角関数のパラメーターである周期と振幅を評価指標にします。これは「**周期回帰分析**（periodic regression analysis)」と呼ばれる手法であり，「**時系列解析**（time series analysis)」の一種です。

適当な関数を導くのが難しい時は，とりあえず最も単純な関数である1次関数つまり直線で近似し，その傾きを評価指標にするという方法が考えられます。この原理を応用したものに「**繰り返し測定混合効果モデル**（MMRM：Mixed effect Model Repeated Measurement)」と呼ばれる手法があり，「**時系列回帰分析**（time seires regression analysis)」の一種です。

しかしこれらの手法は評価指標が解釈しづらく，計算も複雑なので，医学分野ではあまり一般的ではありません。それよりも評価時点を2つにして，対応のある2標本データにする方が実際的です。

試験の目的が整理されていないと，えてして試験デザインや評価指標が複雑になってしまいがちです。そうすると適用する統計手法も複雑になり，結果の解釈も複雑になります。そのため研究目的を整理して，1つの試験は目的を1つにしぼり，評価指標も1つにして，できるだけ単純な試験デザインと評価方法にするのが賢明です。

4.2　順序データ（順序尺度のデータ）

4.2.1　1標本の順序データ

データが順序尺度で標本の数が1つの時に，順位平均について色々と検討するには「**ウィルコクソンの1標本検定**（**ウィルコクソンの符号付き順位検定，**Wilcoxon's signed rank test)」と，それに伴う推定を適用します。しかし1標本の順序データを検定することは実際の研究現場ではほとんどなく，たいていは次節で説明する対応のある2標本の順序データにウィルコクソンの符号付き順位検定を適用します。

4.2.2　対応のある2標本の順序データ

データが順序尺度で対応のある2標本の時，普通は順序の差を求めて1標本に還元して取り扱います。順序尺度のデータは四則演算ができないため，本来は順序の差を求めることはできません。しかし実際の研究現場では，近似的に順序の差を求めることができると考えてウィルコクソンの符号付き順位検定を適用することが多いようです。

(1)　問題

例として第1節で用いた表4.1のASTデータを10刻みでグレード付けし，重症度に相当する順序データにして，次のような問題について検討してみましょう。

慢性肝炎患者に薬剤Aを投与するとASTの重症度が低下するか？

(2) 仮説設定

グレード変化量の符号付き順位分布の中心つまり符号付き順位平均を薬効の評価指標にし，その基準値を0とします。そして検出差としては，符号付き順位平均が基準値0に対して正または負の方向に何％ずれているかを用います。符号付き順位平均は分布の中心が基準値0から何例分ずれているかを表す値のため，その例数を全例数で割ってパーセンテージで表した値を検出差にするのです。

この場合は検出差を ±10％とする，つまり10％未満の符号付き順位平均のズレは医学的に許容範囲とすると，帰無仮説と対立仮説は次のようになります。

帰無仮説 H_0：AST グレード変化量の符号付き順位平均は0である
対立仮説 H_1：AST グレード変化量の符号付き順位平均は
－10％または＋10％ずれている

(3) 標本集団のデータ

表4.1のデータを10刻みでグレード付けし，グレードの差を求めると次のようになります。

＜表4.5　慢性肝炎患者の薬剤投与前後の AST グレード＞

No.	1	2	3	4	5	6	7	8	9	10
投与前	5	6	4	4	6	4	3	5	4	4
投与後	4	4	3	3	5	4	3	3	4	2
変化量	－1	－2	－1	－1	－1	0	0	－2	0	－2

(4) 検定結果

表4.5のデータにウィルコクソンの符号付き順位検定を適用し，検定と推定を行なった結果は以下のとおりです。

=== 順序データの群内比較 ===　　[DANS V7.1]

データ名：表4.5

集計項目：AST グレード投与後
– 比較項目：AST グレード投与前

差の絶対値	1（%）	2（%）	合計（%）
差：正の群	0（ 0.0）	0（ 0.0）	0（100.0）
差：負の群	4（57.1）	3（42.9）	7（100.0）
合計	4（57.1）	3（42.9）	7（100.0）

- Wilcoxon の符号付き順位検定（Wilcoxon の 1 標本検定）
  正規分布 z=–2.42791　　有意確率 p=0.0151862*

- 符号付き順位和の 95% 信頼区間（confidence interval）
  0–28=–28±22.6034（–50.6034––5.39659）
  符号付き順位平均=–4±3.22906（–7.22906––0.770942）
  合計に対する割合（%）=–57.1429±46.1294（–103.272––11.0135）

ウィルコクソンの符号付き順位検定は次のような手順で行います。

1)　順序データの差を正群と負群に分け，差が 0 のものを除いて差の絶対値に順位を付ける。
→ 表 4.5 の場合は正群はなく，負群が 7 例。差の絶対値は 1 と 2 のみ。同位（同じ順位）のデータが複数ある時は，それら全てに平均順位を付ける。絶対値 1 については $(1+2+3+4)/4=2.5$，絶対値 2 については $(5+6+7)/3=6$。
2)　正群と負群別に順位を合計して順位和を求める。
→ 正群の順位和は 0，負群の順位和は 28。
3)　正群の順位和から負群の順位和を引いて符号付き順位和を求める。
→ 符号付き順位和 $=0-28=-28$。
4)　符号付き順位和を例数で割って符号付き順位平均を求める。
→ 符号付き順位平均 $=-28/7=-4$。
5)　1 標本 t 検定と同じ原理で，符号付き順位平均が 0 かどうかを検定する。
6)　検定結果が有意なら符号付き順位平均が 0 ではなく，基準値 0 からずれている。
→ 検定結果は有意水準 5% で有意，符号付き順位平均は負の方向に 4 例分ずれている。

符号付き順位平均を例数で割って 100 をかけると，符号付き順位分布が何 % ずれているかを表す値になります。この場合は $(-4/7)\times 100=-57$ になり，

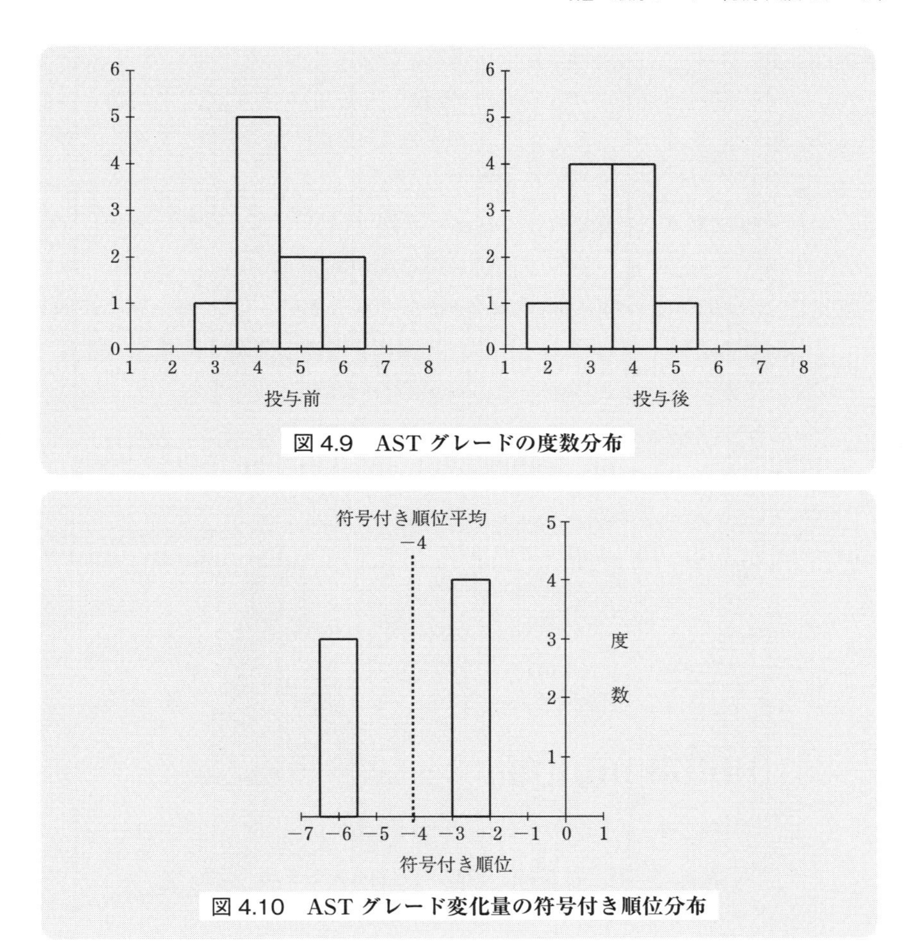

図 4.9　AST グレードの度数分布

図 4.10　AST グレード変化量の符号付き順位分布

符号付き順位分布は 57% だけ負の方向にずれていることになります。

このデータの場合，AST グレード変化量は全て負であり，**図 4.10** のようにグレード変化量の符号付き順位分布は全体が基準値 0 よりも左側にあります。そして基準値 0 に対する符号付き順位平均のズレは最大で $(n+1)/(2n) \times 100\%$，この場合は ±57% です。このことから，このデータは最大にズレていることになります。

解析結果中の符号付き順位平均の 95% 信頼区間は，下限が −57% よりも小さくなっています。これは，正規分布に基いて信頼区間を機械的に求めているからです。このような時は下限を −57% としてしまってかまいません。

ちなみに符号付き順位平均の分布は離散分布になりますが，平均値と同様に，中心極限定理によって漸近的に正規分布になります。そして符号付き順位平均の標準偏差つまり標準誤差は例数だけで決まります。この符号付き順位平均の分布と標準誤差を利用して，1 標本 t 検定と同じ原理で符号付き順位平均の検定を行うのがウィルコクソンの符号付き順位検定です。

図 4.11 では母集団の符号付き順序分布を一様分布——全てのデータが同じ数だけ存在する——で描いてあります。実際のデータがこのような分布になることは稀ですが，データが同位のない理想的な順序データの時はこのような分布になります。このような一様分布でも，符号付き順位平均は近似的に正規分布になるところが中心極限定理のミソです。

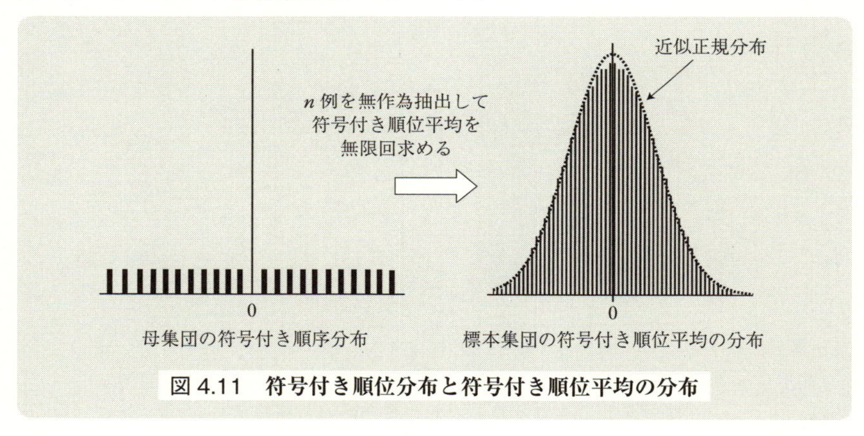

図 4.11　符号付き順位分布と符号付き順位平均の分布

(5) 統計学的結論

以上の検定結果と推定結果をまとめると，統計学的結論は次のようになります。

薬剤投与前後の AST グレード変化量の符号付き順位平均は 0 ではない
それは負の方向に 4 例分（57%）ずれていて幅を取れば
4 例分（57%）〜1 例分（11%）の間である

(6) 医学的結論

この場合は，次のような点について医学的に検討する必要があります。

1）　薬剤投与前後の AST グレード変化量の符号付き順位平均が負の方向に 57％（4 例分）ずれていることは医学的に見て意義があるか？

2）　その変化は純粋に薬剤 A の効果によるものか？

3）　この結果をそのまま慢性肝炎患者全体に当てはめて良いか？

これらの疑問点について十分に検討し，全ての疑問に対して肯定的なら次のような医学的結論を採用します。

慢性肝炎患者に薬剤 A を投与すると AST 重症度が低下する

4.2.3　対応のない 2 標本の順序データ

データが順序尺度で対応のない 2 標本つまり 2 群の時は，「**ウィルコクソンの順位和検定**（**ウィルコクソンの 2 標本検定**，Wilcoxon's rank sum test)」と呼ばれる検定と，それに伴う推定を適用します。これは 2 標本 t 検定と同じ原理で，2 群の順位平均の差が 0 かどうかを検定する手法です。

また 2 群の順位平均の代わりに，2 群のデータの大小を総当りで比べて，2 群の勝ち数――データが大きい方を勝ちとする――が等しいかどうかを検定する「**マン・ホイットニィの U 検定**（Mann-Whitney's U–test)」と呼ばれる検定と，それに伴う推定を適用することもできます。この手法は本質的にウィルコクソンの順位和検定と同じもので，検定結果も同じになります。

(1)　問題

例として第 1 節で用いた表 4.2 の AST データを 10 刻みでグレード付けし，重症度に相当する順序データにして，次のような問題について検討してみましょう。

正常人と慢性肝炎患者の AST 重症度に差があるか？

(2)　仮説設定

ウィルコクソンの順位和検定を用いる時はグレードの順位平均を評価指標にし，正常人の順位平均を基準値にします。検出差としては 2 群のグレード分布が何 % ずれているか，つまり 2 群の順位平均の差の割合を用います。なお順位平均の差の割合の最大値は，ウィルコクソンの符号付き順位検定と同様に ±50％です。

マン・ホイットニィのU検定を用いる時はグレードの大小を比べた時の勝ち数を評価指標にし，勝率（勝ち数を総当り戦の試合数で割って100をかけた値）50％に相当する勝ち数を基準値にします。

そして検出差は一方の群の勝率を用います。この勝率は最小値が0％（全敗），最大値が100％（全勝）で，2群の勝率が等しい時は50％になります。そしてこの勝率から50％を引くと，ウィルコクソンの順位和検定における2群の順位平均の差の割合になります。

前節のウィルコクソンの符号付き順位検定と同様に，検出差を±10％とすると帰無仮説と対立仮説は次のようになります。順位平均の差の割合よりも馴染みのある勝率の方が直感的にわかりやすいので，勝率を用いて仮説を表現してあります。

帰無仮説H_0：2群のASTグレードの勝率は等しい（順位平均は等しい）
対立仮説H_1：ASTグレードの一方の群の勝率は60％である
（順位平均の差は±10％）

(3) 標本集団のデータ

表4.2のデータを10刻みでグレード付けすると次のようになります。

<表4.6　正常群と慢性肝炎群のASTグレード>

No.	1	2	3	4	5	6	7	8	9	10
正常群	4	4	3	3	5	4	3	3	4	2
慢性肝炎群	5	6	4	4	6	4	3	5	4	4

(4) 検定結果

表4.6のデータにウィルコクソンの順位和検定を適用し，検定と推定を行った結果は以下のとおりです。

=== 順序データの群間比較 ===　[DANS V7.1]

データ名：表4.6

群項目（縦）　：群（0：正常　1：慢性肝炎）
順序項目（横）　：ASTグレード

縦\横	2（%）	3（%）	4（%）	5（%）	6（%）	合計（%）	順位平均
0	1(10.0)	4(40.0)	4(40.0)	1(10.0)	0(0.0)	10(100.0)	7.8
1	0(0.0)	1(10.0)	5(50.0)	2(20.0)	2(20.0)	10(100.0)	13.2
合計	1(5.0)	5(25.0)	9(45.0)	3(15.0)	2(10.0)	20(100.0)	10.5

- Wilcoxon の順位和検定（2 標本検定，Mann-Whitney の U 検定）
  正規分布z=−2.16228　有意確率p=0.0305968*
- 順位平均の差の 95% 信頼区間（confidence interval）
  1：13.2−0：7.8=5.4±4.89475（0.505251−10.2947）
- 1 の U 値の 95% 信頼区間（confidence interval）
  U(%)=77(77%)±24.4737(52.5263(52.5263%)−101.474(101.474%))

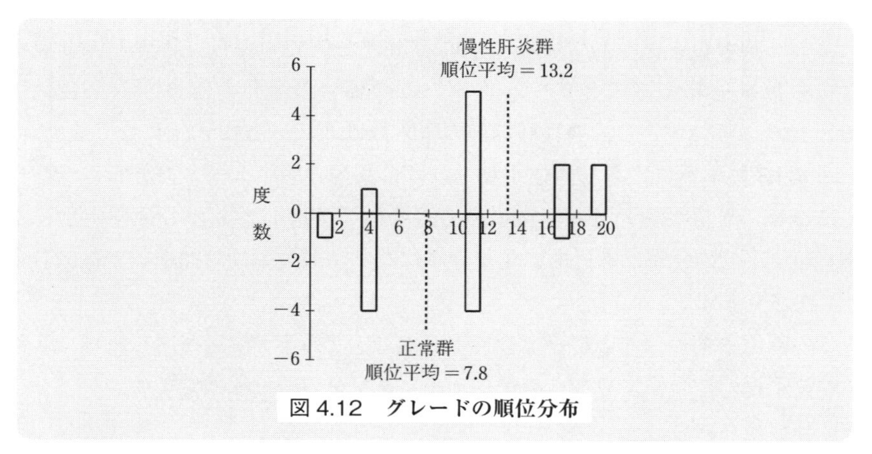

図 4.12　グレードの順位分布

ウィルコクソンの順位和検定は次のような手順で行います。

1)　2 群を一緒にして順序データに順位を付ける。

→ 表 4.6 の場合は 20 例に 1 番から 20 番を付ける。同位のデータの扱いはウィルコクソンの符号付き順位検定と同じ。

2)　群ごとに順位を合計して順位和を求め，それを例数で割って順位平均を求める。

→ 正常群の順位平均が 7.8，慢性肝炎群の順位平均が 13.2。

3)　2 標本 t 検定と同じ原理で 2 群の順位平均の差を検定する。

→ 慢性肝炎群と正常群の順位平均の差は 13.2 − 7.8 = 5.4。

4)　検定結果が有意なら 2 群の順位平均が異なる。

→ 検定結果は有意水準5％で有意，慢性肝炎群のグレード分布は大きい方に5.4例分ずれている。

この時，2群の順位平均の差を合計例数で割って100をかけると，2群のグレード分布が何％ずれているかを表す値になります。この場合は $(5.4/20) \times 100 = 27$ になり，慢性肝炎群のグレード分布は27％だけグレードの大きい方にずれていることになります。

この27％に50％を足した値である77％は，2群のグレードの大小を総当りで比較した時の慢性肝炎群の勝率になります。77％という勝率は比較的大きな勝率と解釈して良いでしょう。これがマン・ホイットニィのU検定の勝率で，それを勝ち数にした値がU値（Upper数のこと）です。

勝率は勝ち数を試合数で割って100をかけた値ですから，勝率と試合数から勝ち数を逆算することができます。この場合の2群の総当りの試合数は $10 \times 10 = 100$ ですから，慢性肝炎群の勝ち数は $0.77 \times 100 = 77$ になります。

図4.13のように，もし同位がなければ母集団の順序データの分布は一様分布になり，順位平均の分布は離散分布になります。しかし中心極限定理により，順位平均の分布は漸近的に正規分布になり，順位平均の標準誤差は例数だけで決まります。

この順位平均の分布と標準誤差を利用して，2標本 t 検定と同じ原理で2群の順位平均の差の検定を行うのがウィルコクソンの順位和検定です。

（5）統計学的結論

以上の検定結果と推定結果をまとめると，統計学的結論は次のようになりま

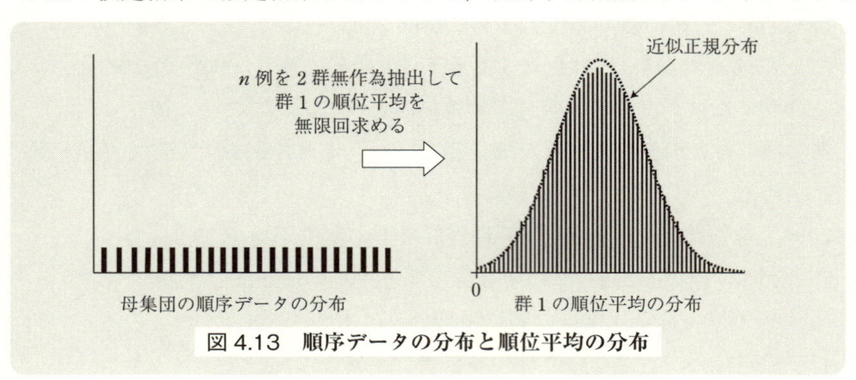

図4.13　順序データの分布と順位平均の分布

す。解析結果中の勝率の95％信頼区間の上限は100％を超えていますが，これは正規分布に基づいた機械的な計算結果ですから，100％にしてしまってかまいません。

2群のASTグレードの順位平均は異なる
慢性肝炎群の勝率は77％であり，幅を取れば53～100％の間である

(6) 医学的結論

この場合は，次のような点について医学的に検討する必要があります。

1) 2群のグレードデータの大小を比較した時，慢性肝炎群の勝率が77％であるということは医学的に見て意義があるか？
2) 勝率50％からの増加分27％は慢性肝炎によるものか？
3) この結果をそのまま慢性肝炎患者全体と正常人全体に当てはめて良いか？

これらの疑問点について十分に検討し，全ての疑問に対して肯定的なら次のような医学的結論を採用します。

慢性肝炎患者のAST重症度は正常人に比べて高い

●統計学の落とし穴

ウィルコクソンの順位和検定は，データの実測値ではなく順位を利用することにより，外れ値を外れ値ではなくして解析するために開発された手法です。そのため第3章の「ノンパラメトリック手法の落とし穴」で説明したように，次のような2種類の順序データに適用すると全く同じ結果になってしまいます。しかし医学的に見ると，2種類の効果判定結果は明らかに違っています。

＜表4.7 2種類の効果判定＞
効果判定-1

群	著明改善	改善	不変	悪化	著明悪化	計
薬剤1投与群	0	40	40	0	0	80
薬剤2投与群	40	0	0	40	0	80
計	40	40	40	40	0	160

- Wilcoxonの順位和検定（2標本検定，Mann-WhitneyのU検定）
  正規分布 z=0　有意確率 p=1

効果判定 -2

群	著明改善	改善	不変	悪化	著明悪化	計
薬剤 1 投与群	0	40	40	0	0	80
薬剤 2 投与群	40	0	0	0	40	80
計	40	40	40	0	40	160

- Wilcoxon の順位和検定（2 標本検定，Mann-Whitney の U 検定）
  正規分布 z=0　有意確率 p=1

このような時は著明改善を 1，改善を 2，不変を 3，悪化を 4，著明悪化を 5 と数量化し，計量尺度のデータ扱いして対応のない t 検定を適用した方が合理的です。

ほとんどの統計手法は数学的に理想化されたモデル――例えば正規分布――に基づいて理論構築されていて，そのモデルを現実のデータに近似的に当てはめることができるという前提で利用しています。不正確な現実のデータに理想的な数学モデルを当てはめるのですから，どのような手法を用いようと所詮は近似にすぎません。

どうせ近似ならデータの尺度や分布状態に必要以上にこだわらず，**実質科学的に解釈しやすく，研究目的に適した統計手法を用いるべきです。**

4.2.4　対応のない多標本の順序データ

データが順序尺度で対応のない多標本つまり多群の時に，多群の順位平均が全て等しいかどうかを検討するには「**クリスカル・ウォーリス**（Kruskal-Wallis）**の H 検定**」を適用します。この手法はウィルコクソンの順位和検定を多群に拡張した手法であり，順位平均を用いた一元配置分散分析に相当します。また 2 群ごとに順位平均を比較したい時は多重比較を適用します。

（1）問題

例として第 1 節で用いた表 4.3 の収縮期血圧データを 10 刻みでグレード付けし，重症度に相当する順序データにして，次のような問題について検討してみましょう。

薬剤 A，B，C の降圧効果に違いがあるか？
もしあるとすればそれはどの薬剤とどの薬剤の間か？

(2) 仮説設定

前述の問題には本来は多重比較を適用すべきですが，ここでは説明のためにクリスカル・ウォーリスのH検定と多重比較の両方を適用することにしましょう。

クリスカル・ウォーリスのH検定は一元配置分散分析に相当するため，収縮期血圧グレードの順位平均の分散を評価指標にし，普通は有意性検定を行います。それに対して多重比較は2群の順位平均を評価指標にし，具体的な検出差を指定して統計的仮説検定を行います。

ここでは検出差を ±10% とする，つまり2群の順位平均の差の割合が10%未満の時は医学的に許容範囲とすると，帰無仮説と対立仮説は次のようになります。

両方の手法の帰無仮説

帰無仮説 H_0：群によって順位平均は変動しない
（3群の順位平均は全て等しい）

クリスカル・ウォーリスのH検定の対立仮説

対立仮説 H_1：群によって順位平均は変動する
（3群の順位平均はばらついている）

多重比較の対立仮説

対立仮説 H_1：A剤投与群とB剤投与群の順位平均は10%ずれている
または
対立仮説 H_1：A剤投与群とC剤投与群の順位平均は10%ずれている
または
対立仮説 H_1：B剤投与群とC剤投与群の順位平均は10%ずれている

(3) 標本集団のデータ

表4.3のデータを10刻みでグレード付けすると次のようになります。

＜表 4.8　3 群の薬剤投与後の収縮期血圧のグレード＞

群内 No.	A 剤投与群	B 剤投与群	C 剤投与群
1	11	10	10
2	12	10	10
3	12	10	10
4	13	11	11
5	14	11	11

(4) 検定結果

表 4.8 のデータにクリスカル・ウォーリスの H 検定と多重比較を適用し，検定と推定を行った結果は以下のとおりです。

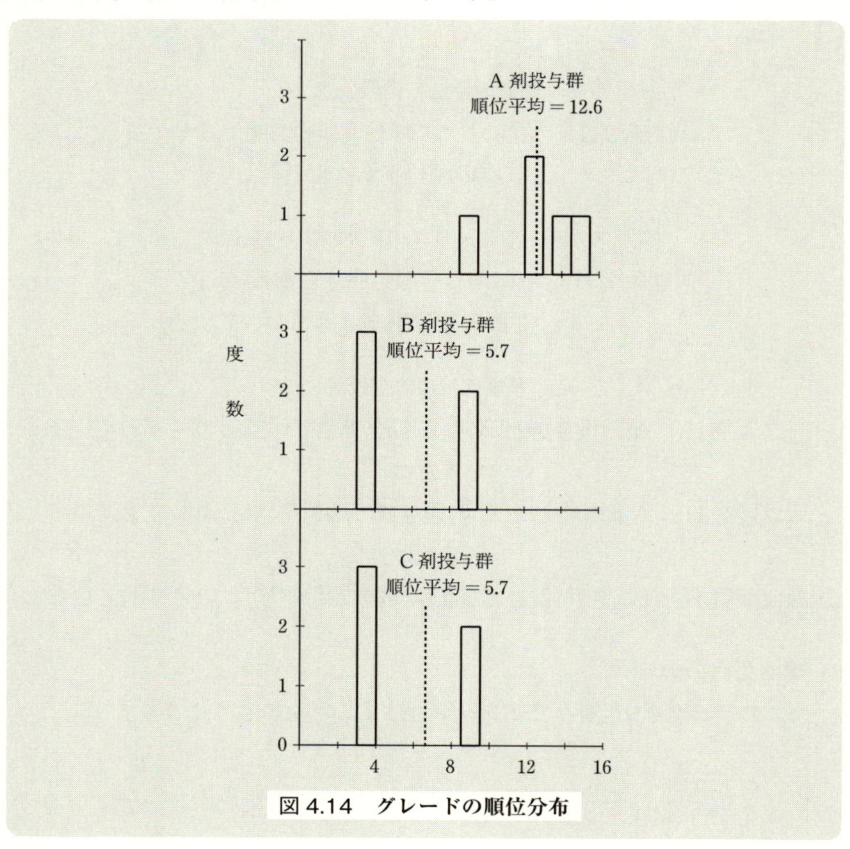

図 4.14　グレードの順位分布

=== 順序データの群間比較 ===　[DANS V7.1]

データ名：表 4.8

群項目（縦）：群
順序項目（横）：収縮期血圧グレード

縦 \ 横	10（%）	11（%）	12（%）	13（%）	14（%）	合計（%）
A剤投与群	0(0.0)	1(20.0)	2(40.0)	1(20.0)	1(20.0)	5(100.0)
B剤投与群	3(60.0)	2(40.0)	0(0.0)	0(0.0)	0(0.0)	5(100.0)
C剤投与群	3(60.0)	2(40.0)	0(0.0)	0(0.0)	0(0.0)	5(100.0)
合計	6(40.0)	5(33.3)	2(13.3)	1(6.7)	1(6.7)	15(100.0)

• Kruskal-Wallis の H 検定
　χ^2=8.81667　自由度 =2　有意確率 p=0.0121755*

• 群の Tukey 型多重比較（Tukey type multiple comparison）

群	：順位平均–群	：順位平均	q値	群数	自由度	有意確率p値
A剤投与群 ：	12.6–B剤投与群：	5.7	3.63662	3	∞	0.0273497*
A剤投与群 ：	12.6–C剤投与群：	5.7	3.63662	3	∞	0.0273497*
B剤投与群 ：	5.7–C剤投与群：	5.7	0	3	∞	1

• Tukey 型 95% 同時信頼区間（simultaneous confidence interval）

群　–群	順位平均の差	区間幅	下限	上限
A剤投与群 –B剤投与群	6.9	6.28881	0.611191	13.1888
A剤投与群 –C剤投与群	6.9	6.28881	0.611191	13.1888
B剤投与群 –C剤投与群	0	6.28881	–6.28881	6.28881

クリスカル・ウォーリスのH検定の結果は，一元配置分散分析の群の検定結果に相当します。そしてその自由度が2になっているのは，3群の順位平均を平均すると全体の順位平均になるため，順位平均の値を自由に変化させられる群の数が2つになるからです。

この場合の多重比較は，ウィルコクソンの順位和検定と原理的に同じです。そして2群の順位平均の差を合計例数で割って100をかけると，2群の順位分布が何パーセントずれているかを表す値になります。ただしこの場合は3群合わせて順位を付け，3群の合計例数で割るため，順位平均の差の割合の最大値は ±50% 以上になる時があります。

（5）統計学的結論

以上の検定結果と推定結果をまとめると，統計学的結論は次のようになります。

クリスカル・ウォーリスのH検定の場合

群によって順位平均は変動する（3群の順位平均はばらついている）

多重比較の場合

A剤投与群とB剤投与群の順位平均は異なっている
その差は6.9例分（46%）であり，幅を取れば
1例分（7%）～13例分（87%）である
A剤投与群とC剤投与群の順位平均も異なっている
その差は6.9例分（46%）であり，幅を取れば
1例分（7%）～13例分（87%）である
B剤投与群とC剤投与群の順位平均は同じである

（6）医学的結論

この場合は，次のような点について医学的に検討する必要があります。

1）12.6，5.7，5.7という3群の順位平均のバラツキまたは順位平均の差6.9（46%）は医学的に見て意義があるか？

2）これらの順位平均のバラツキまたは順位平均の差は薬剤の違いによるものか？

3）この結果をそのまま高血圧患者全体に当てはめて良いか？

これらの疑問点について十分に検討し，全ての疑問に対して肯定的なら次のような医学的結論を採用します。

クリスカル・ウォーリスのH検定の場合

薬剤A，B，Cの降圧効果は同一ではない
すなわち薬剤B，Cには降圧効果がある

多重比較の場合

薬剤Bと薬剤Cには降圧効果があり，その降圧効果は同じである

4.2.5 対応のある多標本の順序データ

データが順序尺度で対応のある多標本つまり多時期の時に，多時期の順位平均が全て等しいかどうかを検討するには「**フリードマン**（Friedman）**の検定**」を適用します。この手法は順位平均を用いた二元配置分散分析に相当します。また2時期ごとに順位平均を比較したい時は多重比較を適用します。

（1）問題

例として第1節で用いた表4.4の収縮期血圧データを10刻みでグレード付けし，重症度に相当する順序データにして，次のような問題について検討してみましょう。

高血圧患者に血圧降下剤を投与すると血圧の重症度が低下するか？
もし低下するとすればそれはどの時期か？

（2）仮説設定

上の問題には本来は多重比較を適用すべきですが，ここでは説明のためにフリードマンの検定と多重比較の両方を適用することにしましょう。

フリードマンの検定は二元配置分散分析に相当するため，収縮期血圧グレードの順位平均の分散を評価指標にし，普通は有意性検定を行います。それに対して多重比較は2群の順位平均を評価指標にし，具体的な検出差を指定して統計的仮説検定を行います。

ここでは検出差を ±10％とする，つまり2群の順位平均の差の割合が10％未満の時は医学的に許容範囲とすると，帰無仮説と対立仮説は次のようになります。

両方の手法の帰無仮説

帰無仮説 H_0：時期によって順位平均は変動しない
（3時期の順位平均は全て等しい）

フリードマンの検定の対立仮説

対立仮説 H_1：時期によって順位平均は変動する
（3時期の順位平均はばらついている）

多重比較の対立仮説

対立仮説 H_1：投与前と投与 1 週後の順位平均は 10% ずれている

または

対立仮説 H_1：投与前と投与 2 週後の順位平均は 10% ずれている

（3）標本集団のデータ

表 4.4 のデータを 10 刻みでグレード付けすると次のようになります。

<表 4.9　薬剤投与前後の収縮期血圧のグレード>

被験者 No.	投与前	投与 1 週後	投与 2 週後
1	11	10	10
2	12	10	10
3	12	10	10
4	13	11	11
5	14	11	11

（4）検定結果

表 4.9 のデータにフリードマンの検定と多重比較を適用し，検定と推定を行った結果は以下のとおりです。

=== 対応のある順序データの比較 ===　　[DANS V7.1]

データ名：表 4.9

項目 1：収縮期血圧グレード – 投与前
項目 2：収縮期血圧グレード – 投与 1 週後
項目 3：収縮期血圧グレード – 投与 2 週後

データ	10（%）	11（%）	12（%）	13（%）	14（%）	合計（%）	順位平均
項目 1	0(0.0)	1(20.0)	2(40.0)	1(20.0)	1(20.0)	5(100.0)	3
項目 2	3(60.0)	2(40.0)	0(0.0)	0(0.0)	0(0.0)	5(100.0)	1.5
項目 3	3(60.0)	2(40.0)	0(0.0)	0(0.0)	0(0.0)	5(100.0)	1.5
合計	6(40.0)	5(33.3)	2(13.3)	1(6.7)	1(6.7)	15(100.0)	2

• Friedman の検定　χ^2=10　自由度 =2　有意確率 p=0.00673795**
• 最初の項目との Dunnett 型多重比較（Dunnett type multiple comparison）

項目：	順位平均－	項目：	順位平均	d値	項目数	自由度	有意確率p値
1：	3－	2：	1.5	2.73861	3	∞	0.0118297*
1：	3－	3：	1.5	2.73861	3	∞	0.0118297*

- Dunnett 型 95% 同時信頼区間（simultaneous confidence interval）

項目	－項目	順位平均の差	区間幅	下限	上限
1	－2	1.5	1.21163	0.288368	2.71163
1	－3	1.5	1.21163	0.288368	2.71163

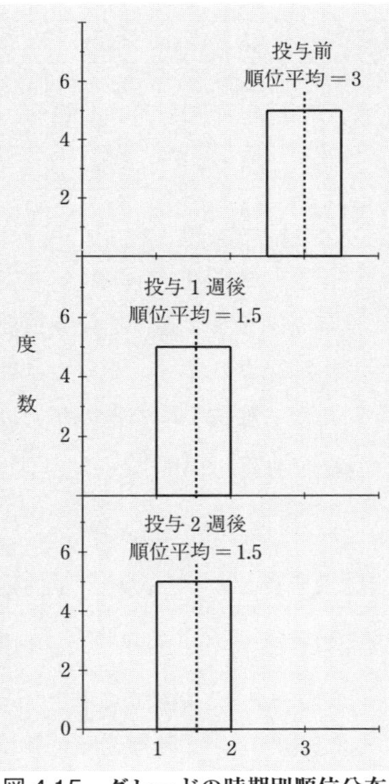

図 4.15　グレードの時期別順位分布

フリードマンの検定では被験者ごとに 3 時期のデータに順位を付け，表 4.10 のようにまとめます。同位のデータの扱いはウィルコクソンの順位和検定と同じです。この順位は被験者ごとに付けているので，被験者ごとの順位和は全て 6 で，順位平均は全て 2 になります。

そして各時期の順位和と順位平均は，被験者の違いつまり個人差を取り除いたものになります。そのため各時期の順位平均がばらついているかどうかの検定は，二元配置分散分析の時期の検定に相当します。これがフリードマンの検定です。この検定の自由度が2になるのは，二元配置分散分析の時期の自由度が2になるのと同じ理由です。

＜表4.10　収縮期血圧グレードの被験者別順位＞

被験者No.	投与前	投与1週後	投与2週後	順位和	順位平均
1	3	1.5	1.5	6	2
2	3	1.5	1.5	6	2
3	3	1.5	1.5	6	2
4	3	1.5	1.5	6	2
5	3	1.5	1.5	6	2
順位和	15	7.5	7.5	30	——
順位平均	3	1.5	1.5	——	2

この場合の多重比較は投与1週後と2週後を投与前と比較するため，二元配置分散分析と同様にダネット型になります。そして計算原理はウィルコクソンの順位和検定と同じです。ただし順位平均の差の割合は例数ではなく時期数で割り，最大で{(時期数－1)/時期数}×100％になります。

(5) 統計学的結論

以上の検定結果と推定結果をまとめると，統計学的結論は次のようになります。

フリードマンの検定の場合

時期によって順位平均は変動する（3時期の順位平均はばらついている）

多重比較の場合

投与前と投与1週後の順位平均は異なっている

順位平均の差は1.5（50％）であり，幅を取れば

0（0％）～3（100％）である

投与前と投与2週後の順位平均も異なっている

順位平均の差は 1.5（50％）であり，幅を取れば
0（0％）～3（100％）である

(6) 医学的結論

この場合は，次のような点について医学的に検討する必要があります。

1) 投与前の順位平均と投与 1 週後および 2 週後の順位平均の差 1.5（50％）は医学的に見て意義があるか？
2) これらの順位平均の差は薬剤の違いによるものか？
3) この結果をそのまま高血圧患者全体に当てはめて良いか？

これらの疑問点について十分に検討し，全ての疑問に対して肯定的なら次のような医学的結論を採用します。

フリードマンの検定の場合
高血圧患者に血圧降下剤を投与すると血圧の重症度が低下する

多重比較の場合
高血圧患者に血圧効果剤を投与すると 1 週後から 2 週後まで
血圧の重症度が低下する

4.3 分類データ（名義尺度のデータ）

4.3.1 1 標本の分類データ

データが名義尺度で標本の数が 1 つの時に，出現率について色々と検討するには「**二項検定**（binomial test)」と，それに伴う推定を適用します。しかし 1 標本の分類データを検定することは実際の研究現場ではほとんどなく，たいていは次の対応のある 2 標本の分類データに二項検定を適用します。

4.3.2 対応のある 2 標本の分類データ

データが分類尺度で対応のある 2 標本というのは，例えば薬剤投与前後で尿蛋白の定性試験を実施し，結果を正常・異常で判定したデータが相当します。その結果は次のような 2×2 分割表にまとめることができます。

<表 4.11　薬剤投与前後の尿蛋白定性試験の変化>

投与前＼投与後	正常	異常	計
正常	9	*2*	11
異常	*8*	1	9
計	17	3	20

表 4.11 において，薬剤投与前後で正常→異常に変化した 2 例を「悪化」，異常→正常に変化した 8 例を「改善」，正常→正常の 9 例と異常→異常の 1 例を「不変」と評価することが可能です。そしてもし薬剤に効果または副作用がなければ，理論的には悪化と改善の出現率は等しくなると考えられます。

また第 1 節で用いた表 4.1 の AST データを，投与前後で値が低下したものと上昇したものに分類すると次のようになります。

<表 4.12　慢性肝炎患者の薬剤投与前後の AST の変化>

投与前後の変化	低下	上昇	計
例数	8	2	10

この場合も，もし薬剤に効果がなければ，理論的には低下例と上昇例の出現率はどちらも 50％になると考えられます。

二項検定は，ある分類の出現率が基準値つまり理論的出現率（理論確率）と等しいかどうかを 1 標本 t 検定と同じ原理で検定する手法です。そして前述の 2 つの例のように，実際の研究現場では基準値として 50％が多用されます。そのため基準値が 50％の二項検定のことを，特に「**符号検定**（sign test）」と呼びます。

(1)　問題

表 4.12 の慢性肝炎患者の AST の変化について，次のような問題について検討してみましょう。

慢性肝炎患者に薬剤 A を投与すると AST が低下するか？

(2)　仮説設定

低下例の出現率を評価指標にし，その基準値を 50％にします。そして検出差を ±10％つまり 10％未満の出現率の違いは医学的に許容範囲とすると，帰無仮説と対立仮説は次のようになります。

帰無仮説 H_0：AST 低下例の出現率は 50% である
対立仮説 H_1：AST 低下例の出現率は 40% または 60% である

(3) 標本集団のデータ

表 4.1 のデータの変化を低下と上昇に分類すると次のようになります。

＜表 4.13　慢性肝炎患者の薬剤投与前後の AST＞

No.	1	2	3	4	5	6	7	8	9	10
投与前	56	60	49	47	65	46	35	55	41	46
投与後	47	45	37	32	55	44	38	31	42	29
変化	低下	低下	低下	低下	低下	低下	上昇	低下	上昇	低下

(4) 推定結果と検定結果

表 4.13 のデータに理論確率を 50% にした二項検定つまり符号検定を適用し，検定と推定を行った結果は次のようになります。

=== 分類データの出現率比較 ===　　[DANS V7.1]

データ名：表 4.13

項目 1：AST の変化

AST の変化	例数	（出現率	95% 信頼区間　%）
低下	8	(80.000	44.390 -- 97.479)
上昇	2	(20.000	2.521 -- 55.610)
合計	10	(100.000)	

- 二項検定　有意確率 p=0.109375
  理論確率：低下=0.5　上昇=0.5

図 4.17 のように，母集団の 2 分類のデータの分布は理論確率によって度数が決まる単純な形になり，分類 1 の出現率の分布は二項分布という離散分布になります。この二項分布を利用して，1 標本 t 検定と同じ原理で出現率の検定を行うのが二項検定です。

二項分布は中心極限定理によって漸近的に正規分布になり，その標準誤差は理論確率と例数だけで決まります。この近似正規分布を利用して，二項検定の

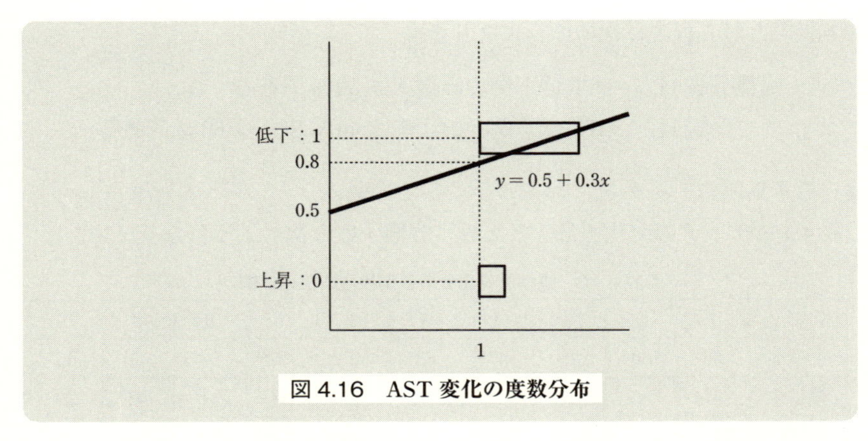

図 4.16　AST 変化の度数分布

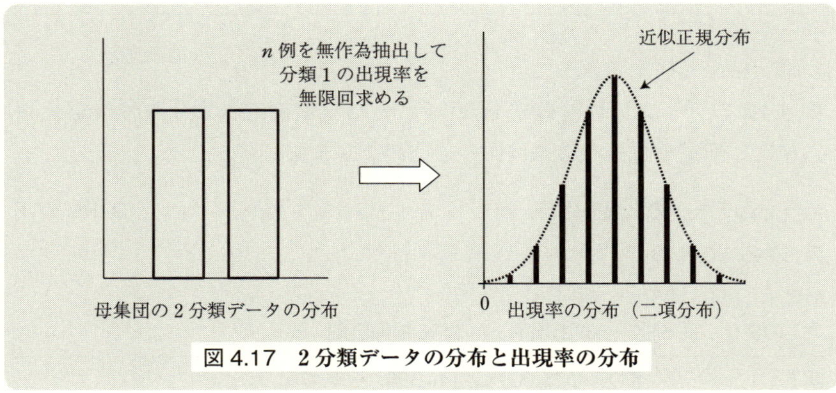

図 4.17　2 分類データの分布と出現率の分布

近似検定を行うことも可能です。そして研究現場で多用される符号検定をその方法で近似した手法のことを，特に「**マクネマー**（McNemar）**の検定**」といいます。

マクネマーの検定は計算式が簡単なためよく用いられますが，コンピュータを用いれば二項分布を計算するのは簡単なので符号検定を用いた方が正確です。

出現率の信頼区間は正規分布または F 分布を利用して近似的に計算します。そのため 95% 信頼区間に基準値 50% が含まれていないにもかかわらず，検定結果は有意水準 5% で有意にならないという矛盾が生じることがあります。これは信頼区間を近似計算していることが原因です。

また分類数が3つ以上の時は，二項分布を拡張した多項分布を利用すれば原理的には検定を行うことができます。しかし実際の研究現場でそのようなデータを取り扱うことはほとんどないので，多項検定が実際に使われることはないと言ってかまわないと思います。

(5) 統計学的結論

この場合，検定結果は有意水準5%で有意ではないものの，信頼区間の幅が50%以上もあるため，「低下」の出現率の信頼区間が50±10%の許容範囲内にすっぽりと入っていません。これは例数が少なく，検定の検出力が足らないせいです。

そのため明確な統計学的結論を採用することはできず，次のように結論を保留することになります。

薬剤A投与前後のAST低下の出現率は50%ではない可能性が高いが
信頼性が低いので結論は保留する

(6) 医学的結論

統計学的結論を保留したため，次のように医学的結論も保留した方が無難です。

慢性肝炎患者のASTは薬剤Aの投与後に低下する可能性が高いが
信頼性が低いので明確な結論は保留する

4.3.3　対応のない2標本の分類データ

データが名義尺度で対応のない2標本つまり2群の時は，「**フィッシャー(Fisher)の正確検定（フィッシャーの直接確率計算法による検定）**」または「**χ^2検定**」と呼ばれる検定と，それに伴う推定を適用します。これらは2標本t検定と同じ原理で，2群の出現率の差が0かどうかを検定する手法です。ただしχ^2検定はフィッシャーの正確検定の近似手法であり，その名の通りフィッシャーの正確検定の方が正確です。

(1) 問題

例として第1節で用いた表4.2のASTのデータを，40未満を「正常」，40

以上を「異常」と分類して，次のような問題について検討してみましょう。

正常人と慢性肝炎患者のAST異常の出現率に差があるか？

(2) 仮説設定

AST異常の出現率を評価指標にし，正常人の出現率を基準値にします。検出差を±10％つまり10％未満の出現率の違いは医学的に許容範囲とすると，帰無仮説と対立仮説は次のようになります。

帰無仮説 H_0：2群のAST異常の出現率は等しい
対立仮説 H_1：2群のAST異常の出現率の差は10％である

(3) 標本集団のデータ

表4.2のデータを40未満と40以上で正常と異常に分類すると次のようになります。

<表4.14　正常群と慢性肝炎群のAST判定>

No.	1	2	3	4	5	6	7	8	9	10
正常群	異常	異常	正常	正常	異常	異常	正常	正常	異常	正常
慢性肝炎群	異常	異常	異常	異常	異常	異常	正常	異常	異常	異常

(4) 検定結果

表4.14のデータにフィッシャーの正確検定と χ^2 検定を適用し，検定と推定を行った結果は次のようになります。

=== 分類データの独立性検定 ===　　[DANS V7.1]

データ名：表4.14

群項目（縦）：群
分類項目（横）：AST判定

縦\横	正常（%）	異常（%）	合計（%）
正常群	5(50.0)	5(50.0)	10(100.0)
慢性肝炎群	1(10.0)	9(90.0)	10(100.0)
合計	6(30.0)	14(70.0)	20(100.0)

・χ^2 検定（修正有，2×2）　χ^2=2.14286　自由度=1　有意確率 p=0.143235

- Fisher の正確検定　有意確率 p=0.140867
  出現率の差の 95% 信頼区間 =0.4 ± 0.461399（−0.0613995−0.861399）

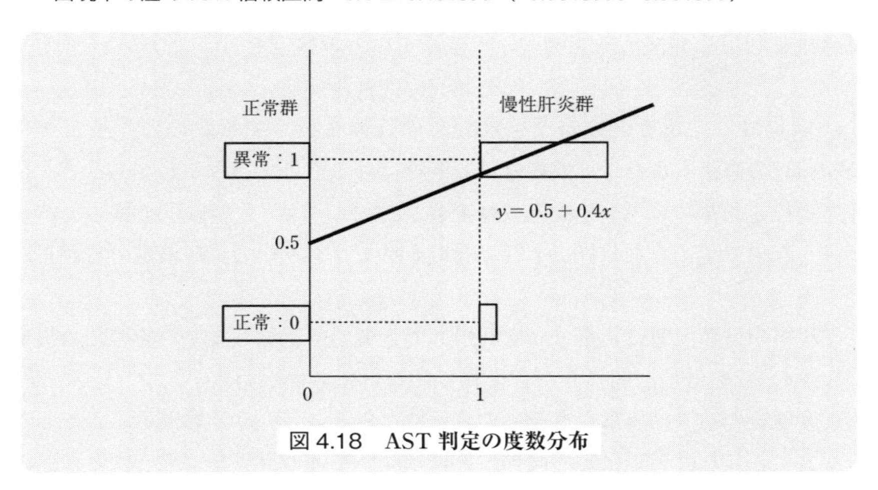

図 4.18　AST 判定の度数分布

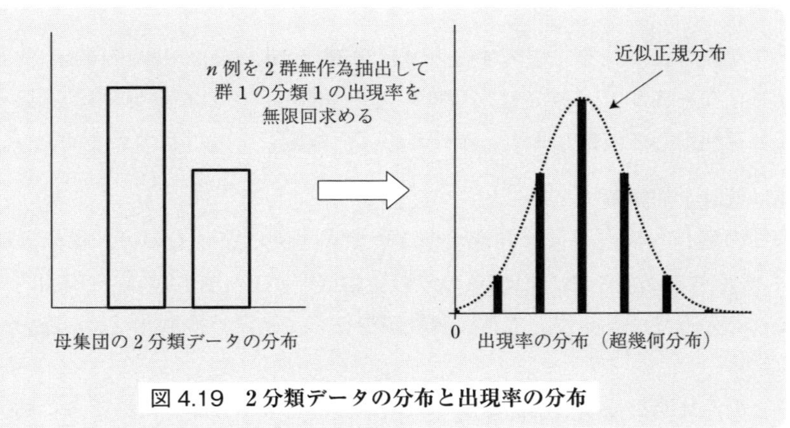

図 4.19　2 分類データの分布と出現率の分布

図 4.19 のように，母集団の 2 分類のデータは単純な形になり，一方の群の分類 1 の出現率の分布は超幾何分布という離散分布になります。この分布は二項分布に似ていますが，二項分布が母集団から 1 つの群を無作為抽出した時の分類 1 の出現率の分布であるのに対して，この分布は 2 つの群を無作為抽出した時の一方の群の分類 1 の出現率の分布という点が異なります。

この超幾何分布を利用して，2 標本 t 検定と同じ原理で出現率の差の検定を行うのがフィッシャーの正確検定です。また超幾何分布は中心極限定理により漸近的に正規分布になり，その標準誤差は例数だけで決まります。この近似正規分布を利用してフィッシャーの正確検定の近似検定を行う手法がχ^2検定です。

χ^2検定では，超幾何分布と正規分布の近似を良くするために「**イェーツ（Yates）の修正**」または「**連続修正**」と呼ばれる修正を行うことがあります。前述の検定結果中の「**χ^2検定（修正有，2×2)**」は，その修正を施した結果という意味です。ただし修正を行なってもフィッシャーの正確検定の方が正確です。

出現率の信頼区間は正規分布を利用して近似的に計算します。そのため出現率の差の95％信頼区間に0が含まれていないにもかかわらず，フィッシャーの正確検定の結果は有意水準5％で有意にならないという矛盾が生じることがあります。これは二項検定と同様に，信頼区間を近似計算していることが原因です。

ちなみに正規分布を平方すると「**χ^2分布**（chi-square distribution)」という分布になります。χ^2検定は出現率の差を平方し，それが近似的にχ^2分布することを利用して検定します。そのため「**χ^2検定**」と呼ばれています。

(5) 統計学的結論

この場合，検定結果は有意水準5％で有意ではないものの，信頼区間の幅が46％程度あるため，出現率の差の信頼区間が0±10％の許容範囲内にすっぽりと入っていません。これは例数が少なく，検定の検出力が足らないせいです。

そのため明確な統計学的結論を採用することはできず，次のように結論を保留することになります。

2群のAST異常の出現率は異なっている可能性が高いが
信頼性が低いので結論は保留する

(6) 医学的結論

統計学的結論を保留したため，次のように医学的結論も保留した方が無難です。

慢性肝炎患者の AST は正常人に比べて高い確率で異常値になる可能性が
高いが信頼性が低いので明確な結論は保留する

4.3.4　対応のない多標本の分類データ

データが名義尺度で対応のない多標本つまり多群の時に，多群の出現率が全て等しいかどうかを検討するには χ^2 検定を適用します。この手法は出現率を用いた一元配置分散分析に相当し，出現率を 2 群ごとに比較する多重比較を行うこともできます。

(1)　問題

例として第 1 節で用いた表 4.3 の収縮期血圧データを，120 未満を「正常」，120 以上を「異常」と判定して分類データにし，次のような問題について検討してみましょう。

薬剤 A，B，C の降圧効果に違いがあるか？
もしあるとすればそれはどの薬剤とどの薬剤の間か？

(2)　仮説設定

上記の問題には本来は多重比較を適用すべきですが，ここでは説明ために χ^2 検定と多重比較の両方を適用することにしましょう。

χ^2 検定は一元配置分散分析に相当するため，収縮期血圧異常の出現率の分散を評価指標にし，普通は有意性検定を行います。それに対して多重比較は 2 群の出現率の差を評価指標にし，具体的な検出差を指定して統計的仮説検定を行います。

ここでは検出差を ±10% とする，つまり 10% 未満の出現率の違いは医学的に許容範囲とすると，帰無仮説と対立仮説は次のようになります。

両方の手法の帰無仮説

帰無仮説 H_0：群によって収縮期血圧異常の出現率は変動しない
(3 群の収縮期血圧異常の出現率は全て等しい)

χ^2 検定の対立仮説

対立仮説 H_1：群によって収縮期血圧異常の出現率は変動する
（3群の収縮期血圧異常の出現率はばらついている）

多重比較の対立仮説

対立仮説 H_1：A剤投与群とB剤投与群の異常の出現率の差は10%である
または
対立仮説 H_1：A剤投与群とC剤投与群の異常の出現率の差は10%である
または
対立仮説 H_1：B剤投与群とC剤投与群の異常の出現率の差は10%である

（3）標本集団のデータ

表4.3のデータを120未満を「正常」，120以上を「異常」と分類すると次のようになります。

<表4.15　3群の薬剤投与後の収縮期血圧の判定>

群内No.	A剤投与群	B剤投与群	C剤投与群
1	正常	正常	正常
2	異常	正常	正常
3	異常	正常	正常
4	異常	正常	正常
5	異常	正常	正常

（4）検定結果

表4.15のデータに χ^2 検定と多重比較を適用し，検定と推定を行った結果は以下のとおりです。

=== 分類データの独立性検定 ===　　[DANS V7.1]

データ名：表4.15

群項目（縦）：群
分類項目（横）：収縮期血圧判定

収縮期血圧判定	正常（%）	異常（%）	合計（%）
A剤投与群	1(20.0)	4(80.0)	5(100.0)
B剤投与群	5(100.0)	0(0.0)	5(100.0)
C剤投与群	5(100.0)	0(0.0)	5(100.0)
合計	11(73.3)	4(26.7)	15(100.0)

• χ^2 検定（3 × 2）　• χ^2=10.9091　自由度 =2　有意確率 p=0.00427682**

• 群の Bonferroni 型多重比較（Bonferroni type multiple comparison）

群	－群	χ^2 値	自由度	有意確率 p 値
A剤投与群	– B剤投与群	8.18182	1	0.0126937*
A剤投与群	– C剤投与群	8.18182	1	0.0126937*
B剤投与群	– C剤投与群	0	1	1

• Bonferroni 型 95% 同時信頼区間（simultaneous confidence interval）

群	－群	出現率の差	区間幅	下限	上限
A剤投与群	– B剤投与群	–0.8	0.628248	–1.42825	–0.171752
A剤投与群	– C剤投与群	–0.8	0.628248	–1.42825	–0.171752
B剤投与群	– C剤投与群	0	0.2	–0.2	0.2

χ^2 検定の結果は一元配置分散分析の群の検定結果に相当します。そしてその自由度が 2 になるのは，3 群の出現率を平均すると全体の出現率になるため，出現率の値を自由に変化させられる群の数が 2 つになるからです。

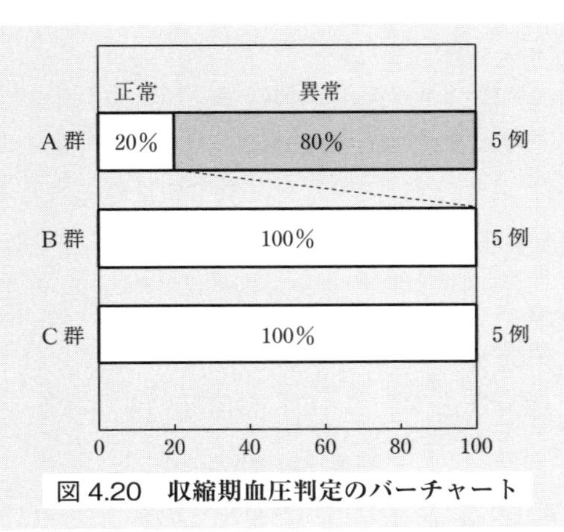

図 4.20　収縮期血圧判定のバーチャート

この場合の多重比較は 2 群の χ^2 検定と原理的に同じで，2 群の出現率の差が 0 かどうかを検定します。なお上記の結果では出現率の差の 95% 同時信頼区間の下限が －1（－100%）よりも小さくなっているところがありますが，これは信頼区間を正規分布に基づいて近似的に計算しているからです。このような時は下限を －1 にしてしまってかまいません。

(5) 統計学的結論

以上の検定結果をまとめると，統計学的結論は次のようになります。

χ^2 検定の場合

3 群の収縮期血圧異常の出現率はばらついている

多重比較の場合

A 剤投与群と B 剤投与群の収縮期血圧異常の出現率は異なっている
その差は －80% であり，幅を取れば －100 ～ －17% の間である
A 剤投与群と C 剤投与群の収縮期血圧異常の出現率も異なっている
その差は －80% であり，幅を取れば －100 ～ －17% の間である
B 剤投与群と C 剤投与群の収縮期血圧異常の出現率は同じである

(6) 医学的結論

この場合は，次のような点について医学的に検討する必要があります。

1)　80%，0%，0% という 3 群の収縮期血圧異常の出現率のバラツキまたは出現率の差は医学的に見て意義があるか？
2)　これらの出現率のバラツキは薬剤の違いによるものか？
3)　この結果をそのまま高血圧患者全体に当てはめて良いか？

これらの疑問点について十分に検討し，全ての疑問に対して肯定的なら次のような医学的結論を採用します。

χ^2 検定の場合

薬剤 A，B，C の降圧効果は同一ではない
すなわち薬剤 B，C には降圧効果がある

多重比較の場合

薬剤 B と薬剤 C には降圧効果があり，その降圧効果は同じである

4.3.5　対応のない多標本の多分類データ

χ^2 検定は分類数が3つ以上の時でも適用できます。その場合は多群における1つの分類の出現率ではなく，多数の分類の出現率パターンつまり出現度数の割合が全て等しいか，それともばらついているかを検定します。この手法は，複数の群の背景因子が均等かどうかをチェックする時などに利用されます。

(1)　問題

薬剤A，B，Cを投与した3群の背景因子のうち，3種類の合併症——高血圧症，心臓病，糖尿病の割合が3群とも均等かどうかを検討してみましょう。

3群の合併症の割合は均等か？

(2)　仮説設定

3種類の合併症の割合つまり出現率パターンを評価指標にし，普通は有意性検定を行います。この場合は2群ごとの比較を行う必要はないため，多重比較は行いません。

帰無仮説 H_0：3群の合併症の割合は全て等しい
対立仮説 H_1：3群の合併症の割合はばらついている

(3)　標本集団のデータ

患者を無作為に3群に分け，それぞれの群に薬剤A，B，Cを投与することにした時，それぞれの群の合併症を調べたところ次表のようになったとします。

<表4.16　3群の合併症>

群内No.	A剤投与群	B剤投与群	C剤投与群
1	高血圧症	高血圧症	高血圧症
2	高血圧症	高血圧症	高血圧症
3	高血圧症	高血圧症	高血圧症
4	高血圧症	高血圧症	高血圧症
5	心臓病	高血圧症	高血圧症
6	心臓病	心臓病	心臓病

群内 No.	A 剤投与群	B 剤投与群	C 剤投与群
7	心臓病	心臓病	心臓病
8	糖尿病	心臓病	糖尿病
9	糖尿病	糖尿病	糖尿病
10	糖尿病	糖尿病	糖尿病

（4）検定結果

表 4.16 のデータに χ^2 検定を適用した結果は以下のとおりです。

=== 分類データの独立性検定 ===　[DANS V7.1]

データ名：表 4.16

群項目（縦）：群
分類項目（横）：疾患

疾患	高血圧（%）	心臓病（%）	糖尿病（%）	合計（%）
A剤投与群	4(40.0)	3(30.0)	3(30.0)	10(100.0)
B剤投与群	5(50.0)	3(30.0)	2(20.0)	10(100.0)
C剤投与群	5(50.0)	2(20.0)	3(30.0)	10(100.0)
合計	14(46.7)	8(26.7)	8(26.7)	30(100.0)

• χ^2 検定（3 × 3）　χ^2=0.642857　自由度 =4　有意確率 p=0.958184

χ^2 検定の自由度が 4 になるのは，群の自由度が $3-1=2$，分類の自由度が $3-1=2$ で，割合を自由に変化させられる群別分類数が $2\times2=4$ になるからです。

（5）統計学的結論

以上の検定結果をまとめると，統計学的結論は次のようになります。

3 群の合併症の割合はばらついているとは言えない

（6）医学的結論

この場合は，次のような点について医学的に検討する必要があります。

1）最大 10% という 3 群の合併症の割合のバラツキは医学的に見て許容範囲内か？

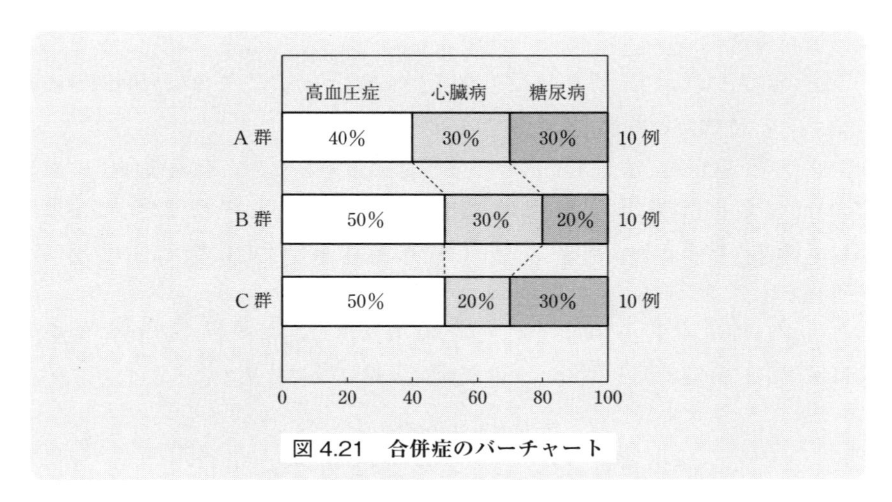

図 4.21　合併症のバーチャート

この疑問点について十分に検討し，肯定的なら次のような医学的結論を採用します。

3 群の合併症の割合はほぼ均等である

4.3.6　対応のある多標本の分類データ

データが名義尺度で対応のある多標本つまり多時期の時に，多時期の出現率が全て等しいかどうかを検討するには「**コクラン**（Cochran）**の Q 検定**」を適用します。この手法は出現率を用いた二元配置分散分析に相当し，2 時期ごとに出現率を比較する多重比較を行うこともできます。

またコクランの Q 検定は，フリードマンの検定において順位が 2 つだけの時に相当します。

(1)　問題

例として第 1 節で用いた表 4.4 の収縮期血圧データを 120 未満を「正常」，120 以上を「異常」と判定して分類データにし，次のような問題について検討してみましょう。

高血圧患者に血圧降下剤を投与すると血圧の異常率が低下するか？
もし低下するとすればそれはどの時期か？

(2) 仮説設定

上記の問題には本来は多重比較を適用すべきですが，ここでは説明のためにコクランの Q 検定と多重比較の両方を適用することにしましょう。

コクランの Q 検定は二元配置分散分析に相当するため，収縮期血圧の異常率の分散を評価指標にし，普通は有意性検定を行います。それに対して多重比較は 2 群の異常率を評価指標にし，具体的な検出差を指定して統計的仮説検定を行います。

ここでは検出差を ±10% とする，つまり 2 群の異常率の差が 10% 未満の時は医学的に許容範囲とすると，帰無仮説と対立仮説は次のようになります。

両方の手法の帰無仮説

帰無仮説 H_0：時期によって異常率は変動しない
(3 時期の異常率は全て等しい)

コクランの Q 検定の対立仮説

対立仮説 H_1：時期によって異常率は変動する
(3 時期の異常率はばらついている)

多重比較の対立仮説

対立仮説 H_1：投与前と投与 1 週後の異常率は 10% 異なる
または
対立仮説 H_1：投与前と投与 2 週後の異常率は 10% 異なる

(3) 標本集団のデータ

表 4.4 のデータを 120 未満を「正常」，120 以上を「異常」と分類すると次のようになります。

<表 4.17　薬剤投与前後の収縮期血圧の判定>

被験者 No.	投与前	投与 1 週後	投与 2 週後
1	正常	正常	正常
2	異常	正常	正常
3	異常	正常	正常
4	異常	正常	正常
5	異常	正常	正常

(4) 検定結果

表 4.17 のデータにコクランの Q 検定と多重比較を適用し，検定と推定を行った結果は以下のとおりです。

=== 対応のある順序データの比較 ===　[DANS V7.1]

データ名：表 4.17

項目 1：収縮期血圧判定投与前
項目 2：収縮期血圧判定投与 1 週後
項目 3：収縮期血圧判定投与 2 週後

データ	0（%）	1（%）	合計（%）
項目1	1(20.0)	4(80.0)	5(100.0)
項目2	5(100.0)	0(0.0)	5(100.0)
項目3	5(100.0)	0(0.0)	5(100.0)
合計	11(73.3)	4(26.7)	15(100.0)

• Cochran の Q 検定　χ^2=8　自由度 =2　有意確率 p=0.0183156*
• 最初の項目との Dunnett 型多重比較（Dunnett type multiple comparison）

項目：	出現率	–	項目：	出現率	d値	項目数	自由度	有意確率p値
1：	0.8	–	2：	0	2.44949	3	∞	0.026984*
1：	0.8	–	3：	0	2.44949	3	∞	0.026984*

• Dunnett 型 95% 同時信頼区間（simultaneous confidence interval）

項目	– 項目	出現率の差	区間幅	下限	上限
1	– 2	0.8	0.722478	0.0775221	1.52248
1	– 3	0.8	0.722478	0.0775221	1.52248

コクランの Q 検定は二元配置分散分析の時期の検定結果に相当します。そして自由度が 2 になるのは，二元配置分散分析の時期の自由度が 2 になるのと同じ理由です。

この場合の多重比較は投与 1 週後と 2 週後を投与前と比較するため，二元配置分散分析と同様にダネット型になります。そして計算原理は普通の 2 標本の時の χ^2 検定と同じです。

なお上記の結果では出現率の差の 95％ 同時信頼区間の上限が 1（100％）よりも大きくなっていますが，これは信頼区間を正規分布に基づいて近似的に計

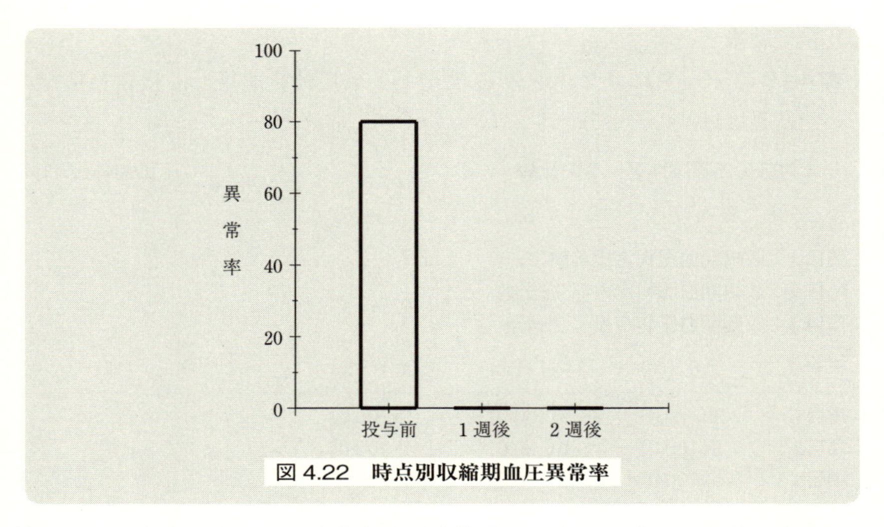

図 4.22　時点別収縮期血圧異常率

算しているからです。このような時は上限を1にしてしまってかまいません。

(5) 統計学的結論

以上の検定結果と推定結果をまとめると，統計学的結論は次のようになります。

コクランのQ検定の場合

時期によって異常率は変動する（3時期の異常率はばらついている）

多重比較の場合

投与前と投与1週後の異常率は異なっている

その差は80%であり，幅を取れば0〜100%の間である

投与前と投与2週後の異常率も異なっている

その差は80%であり，幅を取れば0〜100%の間である

(6) 医学的結論

この場合は，次のような点について医学的に検討する必要があります。

1)　投与前の異常率80%と投与1週後および2週後の異常率0%の差80%は医学的に見て意義があるか？

2)　これらの異常率の差は薬剤の違いによるものか？

3） この結果をそのまま高血圧患者全体に当てはめて良いか？

これらの疑問点について十分に検討し，全ての疑問に対して肯定的なら次のような医学的結論を採用します。

コクランのQ検定の場合

高血圧患者に血圧降下剤を投与すると血圧の異常率が低下する

多重比較の場合

高血圧患者に血圧効果剤を投与すると1週後から2週後まで
血圧の異常率が低下する

参考文献

- 「薬効評価　I・II」佐久間昭著，東京大学出版会，I：1977年，II：1981年
- 「医学統計ハンドブック」宮原秀夫・丹後俊郎編，朝倉書店，1995年
- 「統計的方法」G.W. スネデカー・W.G. コクラン共著，遠藤健児・鍋谷清治共訳，森北出版，1970年
- 「宇宙怪人しまりす医療統計を学ぶ」佐藤俊哉著，岩波書店，2005年
- 「生物学を学ぶ人のための統計の話」粕谷英一著，文一総合出版，1998年
- 「推計学のすすめ」佐藤信著，講談社（ブルーバックス），1968年
- 「統計学を拓いた異才たち」デイヴィッド・サルツブルグ著，竹内惠行・熊谷悦生共訳，日本経済新聞社，2006年
- 「数学をつくった人々 1～3」E. T. ベル著，田中勇・銀林浩共訳，早川書房，2003年
- 「零の発見」吉田洋一著，岩波書店（岩波新書），1956年
- 「発想法」川喜田二郎著，中央公論社（中公新書），1967年
- 「科学論文の書き方（増補第31版）」田中義麿・田中潔共著，裳華堂，1980年
- 「理科系の作文技術」木下是雄著，中央公論社（中公新書），1981年
- 「科学を名のった嘘と間違い」市場泰男訳編，社会思想社（現代教養文庫），1975年
- 「人はなぜエセ科学に騙されるのか」カール・セーガン著，青木薫訳，新潮社，2000年
- 「ゲーデル，エッシャー，バッハ」ダグラス・R・ホフスタッター著，野崎昭弘・はやしはじめ・柳瀬尚紀共訳，白揚社，1985年
- 「反社会学講座」パオロ・マッツァリーノ著，イースト・プレス，2004年
- 「磁力と重力の発見　1・2・3」山本義隆著，みすず書房，2003年
- 「医学・薬学・生命科学を学ぶ人のための統計学入門」杉本典夫著，プレアデス出版，2008年
- 「統計学入門　――あなたにも統計学がわかる！……かもしれない――」杉本典夫著，ウェブサイト「我楽多頓陳館（http://www.snap-tck.com/room04/c01/stat/stat.html）」に連載中，2003年～

索　引

【あ行】

【か行】

【さ行】

【た行】

【な行】

【は行】

【ま行】

【や行】

【ら行】

MEMO

MEMO

MEMO

MEMO

MEMO

MEMO

著者略歴

杉本 典夫（すぎもと のりお）

1952年　愛知県生まれ。
1975年　静岡大学理学部化学科卒業。
1975年　㈱三和化学研究所入社，研究開発部所属。
1994年　同社解析室設置，室長に就任。
2006年　同社を退職，㈱セラノスティック研究所取締役に就任。
2008年　同社を退職，杉本解析サービスを開業，現在に至る。
　　　　専門はデータの統計解析とソフトウェア開発。

医学・薬学分野で役立つ
統計学の基礎
〜推定を中心にした統計手法の理論と実践〜

2015年12月25日　第1版第1刷発行

著　者 ………… 杉本　典夫
発行者 ………… 麻畑　　仁
発行所 ………… ㈲プレアデス出版
〒399-8301 長野県安曇野市穂高有明7345-187
電話 0263-31-5023　FAX 0263-31-5024
http://www.pleiades-publishing.co.jp/
組版・装丁 ……… 松岡　　徹
印刷所 ………… 亜細亜印刷株式会社
製本所 ………… 株式会社渋谷文泉閣

落丁・乱丁本はお取り替えいたします。
定価はカバーに表示してあります。
ISBN978-4-903814-77-3　C3041
Printed in Japan